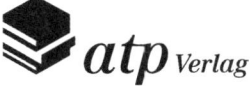

Michael Lohmann
Jens Ulrich Rüffer

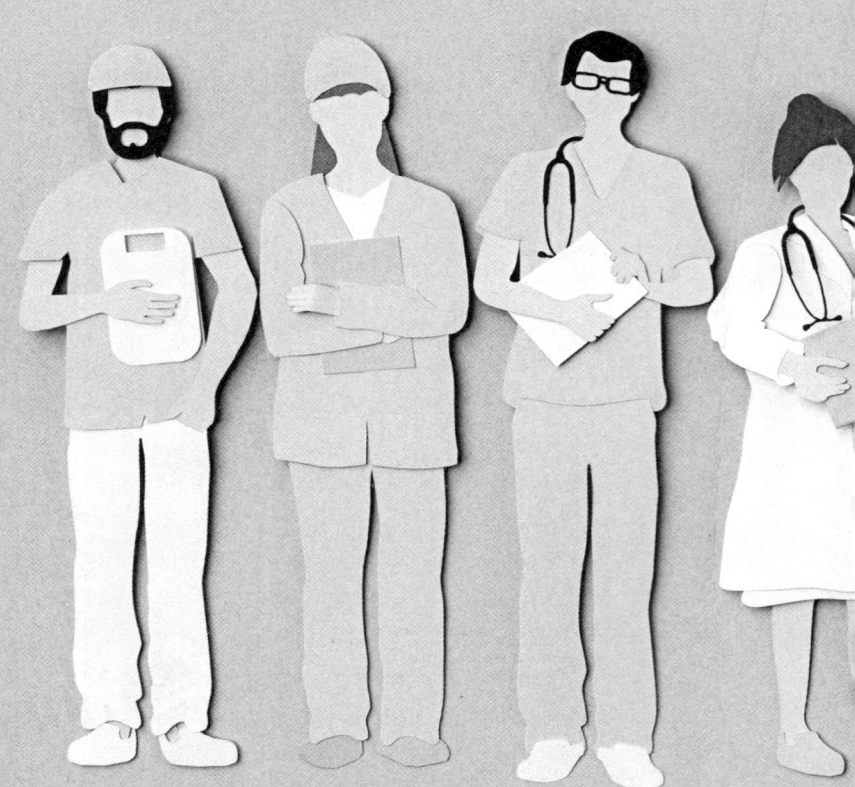

Wenn eine Begegnung alles verändert

Ärztinnen und Ärzte erzählen

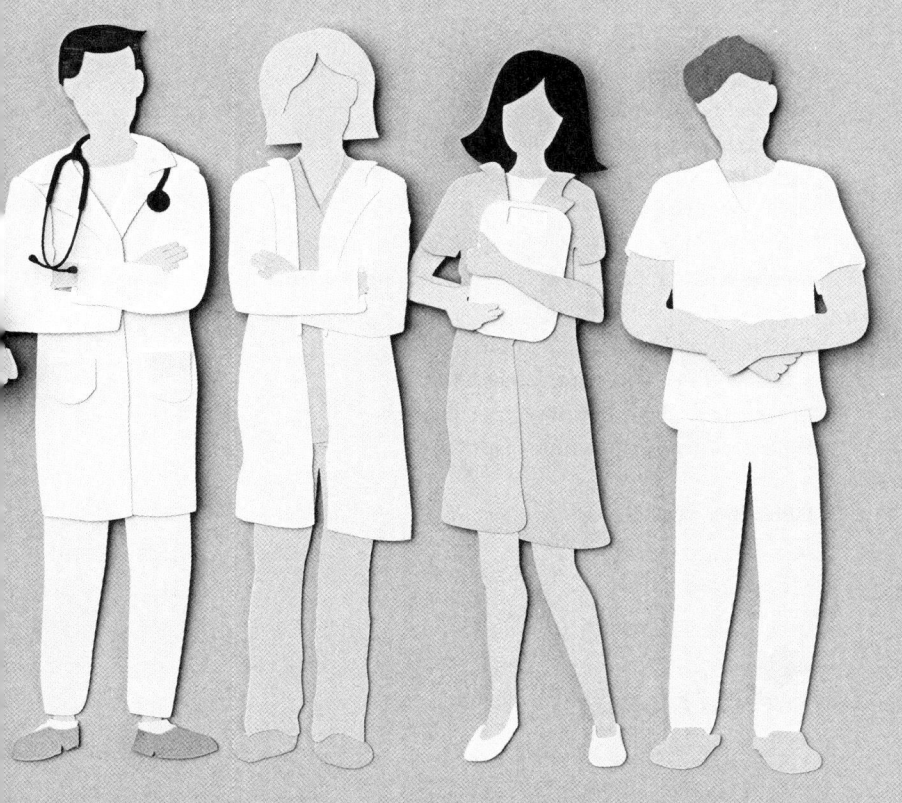

Erste Auflage 2020
Alle Rechte vorbehalten
Copyright © 2020 by atp Verlag GmbH
Maria-Hilf-Straße 15, 50677 Köln
www.atp-verlag.de

Umschlagfoto: © CACTUS Creative Studio | stocksy.com

Gestaltung und Satz: Saskia Nobir
Schrift: Filo Pro, GT Sectra, AkkuratStd
Druck und Bindung: Livonia Print Ltd., Riga
Papier: Munken Print white, 90 g/m², 1.8

ISBN 978-3-943064-20-9

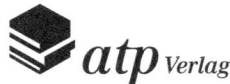

Unglaublich,
was geschieht da?

Als wir – Michael Lohmann, Rechtsanwalt und Patient, und Jens Ulrich Rüffer, Onkologe – uns 1991 in der Kölner Uniklinik trafen, wussten wir nicht, dass sich aus der Begegnung zwischen Arzt und Patient eine jahrelange Freundschaft entwickeln würde. Damals galt Michael Lohmann von seinem Hodgkin-Lymphom als geheilt, doch vier Jahre später wurde bei ihm ein Befall der Leber festgestellt. Was tun?

»Jetzt schauen mich diese großen Augen etwas herausfordernd an. Die Situation ist schwierig und Michael nach vielen Jahren verständlicherweise therapiemüde. Doch ich bemerke trotz allem auch seinen Kämpfergeist und Lebenswillen, und deshalb werde ich ihn in der nächsten, ausgesprochen harten Therapie begleiten. Denn ich spüre, dass sowohl Michael als auch seine Freundin mir vertrauen. Die Erwartungen an mich sind hoch. Ich soll nicht nur eine fehlerfreie Therapie abliefern, sondern auch jederzeit die Reißleine ziehen, wenn das Maß des Erträglichen bei meinem Freund voll ist.«

»Es gibt noch eine echte Chance«, höre ich Uli sagen.

»Ein neues Therapieverfahren mit realer Aussicht auf Heilung. Hochdosis-Chemotherapie mit anschließender Transplantation – ich weiß, das hört sich erstmal schlimm an. Und ich will auch gar nicht leugnen, dass die Therapie hart ist – aber sie ist machbar.«

Spätestens hier müsste ich eigentlich zumachen. Ich hatte mir geschworen: nie wieder Chemo, und jetzt eine Hochdosis-Chemo?! Und dann noch Transplantation? Ulis Worte dringen nach und nach zu mir durch. Unglaublich, was geschieht da? Zögerlich fange ich an, mir vorzustellen, dass unter Umständen – mit der Unterstützung von ihm als Arzt und meiner Freundin – so eine Therapie vielleicht doch möglich wäre.

»Ich bin hier der Stationsarzt und ich wäre an deiner Seite!«

Bei diesem Gespräch gelingt es uns, das Band des Vertrauens neu zu knüpfen. Und deshalb machen wir uns gemeinsam auf einen Weg, der uns beide nicht nur als Arzt und Patient verändern wird, sondern auch als Menschen.

Viele Ärztinnen und Ärzte haben ähnlich intensive Begegnungen mit Patienten erlebt, die sie und ihre Sicht auf die Medizin verändert haben. Wir haben uns auf die Suche gemacht und Ärzte sowie Ärztinnen aus ganz unterschiedlichen Fachrichtungen gefunden, die von ihrer besonderen Begegnung erzählen wollten. Der Leser wird Zeuge dessen, was hinter der weißen Wand der Medizin los ist. Wie die Menschen im weißen Kittel ticken, was sie bewegt und was sie von ihren Patienten lernen.

Als Arzt und als Patient und nach jahrzehntelangen Erfahrungen sind wir beide davon überzeugt, dass unser deutsches Gesundheitssystem weltweit eines der Besten ist. Und doch gibt es auch hier noch einiges zu verbessern. Die notwendige Verbesserung sehen wir nicht unbedingt in der oft beschriebenen Spitzenforschung, sondern eher in der Haltung, mit der sich Ärzte und Patienten in diesem System bewegen. Wir sind davon überzeugt, dass wir einen gewaltigen Schritt hin zu einer patientenzentrierten Versorgung schaffen können, wenn die Begegnung zwischen Arzt und

Patientin, Ärztin und Patient wieder in den Mittelpunkt gestellt wird.

Denn wir haben es ja selbst erlebt: Eine Begegnung kann alles verändern!

Köln im Juli 2020

Michael Lohmann, Jens Ulrich Rüffer

Von den 25 teilnehmenden Ärztinnen und Ärzten haben vier ihre Geschichten unter Pseudonym erzählt; die Namen der Patientinnen und Patienten sind bis auf wenige Ausnahmen auf ihren Wunsch hin anonymisiert worden.

»Haben Sie sich vielleicht verliebt?«

Die Onkologin und Hämatologin
Dr. Valeria Milani

- ist begeistert von ihrem Beruf und von neuen Projekten,
- fährt so oft es geht nach Italien,
- kocht sehr gerne und hat auch schon Kochkurse für ihre Patienten gegeben.

»Ich möchte endlich nicht mehr krank sein, endlich keine Medikamente mehr nehmen! Endlich normal leben!«

Einen Tag nach ihrem 18. Lebensjahr sitzt Carola vor mir. Lange blonde Haare, große lebendige Augen – ein hübsches Mädchen. Tolle Ausstrahlung, auch wenn eine gewisse Traurigkeit durchscheint. Diagnose: Schwere Bluterkrankung mit Blutungsneigung, ihr Knochenmark bildet zu wenig Blutplättchen (Thrombozyten).

»Seit meinem zehnten Lebensjahr bestimmt diese Krankheit mein Leben. Ich durfte nie Sport machen, nie Ski fahren, nie das tun, was alle in meiner Klasse machen. Stattdessen Krankenhaus. Immer wieder Krankenhaus. Ich will das nicht mehr! Und jetzt bin ich 18 und kann endlich selber entscheiden!«

Carola ist mit ihrer Schwester gekommen; gleich zu Anfang erklärt sie mir, dass sie auf keinen Fall möchte, dass ihre Eltern irgendetwas von unserem Gespräch erfahren. »Meine Mutter hat immer Druck gemacht: ›Hast du auch deine Tabletten genommen?‹ Ständig war sie hinter mir her – wie ein Hirtenhund. Ich ertrage das nicht mehr!«

»Alles, was Sie hier sagen, unterliegt der ärztlichen Schweigepflicht«, versuche ich sie zu beruhigen.

Carola berichtet von den üblichen Standardtherapien in der Kinderklinik: Man hat es mit Immunsuppressiva versucht und als die nicht halfen, musste sie sich subkutan ein Medikament spritzen. Das sollte dafür sorgen, dass sie mehr Blutplättchen bildet. Doch all das führte nicht dazu, dass sie endlich tun konnte, was Kinder und Jugendliche in ihrem Alter eben tun. Stattdessen traumatische Erlebnisse: So wurde ihr mit 12 unter Narkose eine Kinderspirale gelegt, damit sie keine Monats-Blutungen bekommt. Wenn ich mir vorstelle, meine 12-jährige Tochter müsste so etwas über sich ergehen lassen … Und dürfte kein Sport machen, kein Ski fahren, nicht toben wie die anderen Kinder – eine Katastrophe!

Bis vor ein paar Wochen ging Carola noch in die Kinderklinik, nun ist sie in einer Praxis, in der fast alle Patienten älter als ihre Eltern sind, das Durchschnittsalter ist 50 plus. Auch für mich ist es neu, eine so junge Patientin zu betreuen. Ich nehme mir viel Zeit für sie, versuche ihr Vertrauen zu gewinnen. Nicht einfach, nach so vielen Enttäuschungen.

»Ich kann sehr gut verstehen, dass Sie mit Ihrer Geduld am Ende sind. Aber ich kann Ihnen hier eine Therapie anbieten, mit der viele meiner Patienten sehr gute Erfahrungen gemacht haben. Das sind Tabletten, die sind gut verträglich und die werden Sie stabilisieren. Sie wissen, welches Risiko besteht, wenn wir nichts machen?«

»Das weiß ich ganz genau, dann ist es halt vorbei!« Wieder bricht der ganze Frust aus ihr heraus. »Ich möchte nicht jeden Tag Tabletten nehmen – ich will das nicht mehr! Ich möchte frei sein und Kinder haben!«

»Das kann ich sehr gut verstehen! Sie müssen das auch nicht jetzt entscheiden. Nehmen Sie sich Zeit, um in Ruhe darüber nachzudenken und alles vielleicht mit ihrer Schwester zu besprechen. Sehen wir uns bald wieder?«

»Ja!«, sagt sie mehr genervt als überzeugt.

Ungern lasse ich Carola ohne Rezept gehen. Schließlich zeigt das Ergebnis ihrer Blutwerte, dass die Blutplättchen deutlich unter dem Normwert liegen. Beim nächsten Infekt könnten die Thrombozyten so abstürzen, dass sie eine Hirnblutung bekommt und stirbt. Ich kann also nur hoffen, dass ihre Schwester sie zur Vernunft bringt und wir die Therapie zeitnah starten können.

Eine paar Wochen später sitzt Carola wieder vor mir. Diesmal ist sie allein gekommen.

»Ich habe mir alles überlegt und ich möchte keine weitere Therapie!«, sagt sie sanft aber entschlossen.

»Sie wissen, was das bedeutet? Der kleinste Infekt …«

»Ich weiß, und das ist mir egal!« Sie klingt trotzig und resigniert.

Was jetzt? Soll ich ihre Eltern anrufen? Nein, das hat sie ausdrücklich verboten.

»Ich möchte jetzt erst mal mein Abi machen. Damit habe ich genug an der Backe, da will ich jetzt nicht noch eine neue Therapie anfangen.«

»Abi machen, bedeutet Stress. Und Sie wissen, dass Stress Gift für Sie ist.«

»Gift ist vor allem die Medizin, und die will ich nicht mehr!«, sagt sie lakonisch.

»Das ist kein Gift, sondern ein gut verträgliches Medikament. Ich kann Ihnen den Kontakt zu anderen meiner Patienten vermitteln. Dann hören Sie aus erster Hand, dass man sehr gut damit leben kann.«

»Das ist sehr nett von Ihnen, aber ich will vorläufig nichts mehr von Krankheiten hören!«

»Carola, Sie sind in einer Ausnahmesituation. Wollen Sie sich nicht Unterstützung holen und es mit einer Psychologin besprechen? Ich könnte Ihnen jemand empfehlen.«

Aber auch diesen Vorschlag lehnt sie ab. Ich kann ihr nur das Versprechen abnehmen, dass sie weiterhin in unsere Praxis kommt, um ihr Blut zu kontrollieren.

Mit Bauchschmerzen verlasse ich abends die Praxis. War das richtig? Es ist schließlich eine Notfallsituation: Carola ist verzweifelt – vielleicht steckt sie mitten in einer schweren Depression und ist suizidal?! Müsste ich nicht eine Zwangseinweisung veranlassen? Wenn ihr jetzt etwas passiert, bin ich dran. Schließlich ist es meine Aufgabe, Leben zu retten. Aber wie soll ich das machen, ohne ihr Vertrauen zu verlieren?

Ich bespreche alles mit einem Kollegen, der mehr Erfahrung mit jungen Patienten hat. Er bestärkt mich darin, ihre Entscheidung zu respektieren.»Du kannst dem Patienten nur etwas Gutes tun, wenn du seine Würde wahrst!«, meint er.»Vielleicht ist es das erste Mal in ihrem Leben, dass jemand sie respektiert und nicht bevormundet?!«

Ich muss mich sehr beherrschen – nicht nur als Ärztin, sondern auch als Mutter. Schließlich hätten wir valide Optionen. Gleichzeitig spüre ich, dass Carola mir vertraut. Nicht ihren Eltern, nicht ihren Kinderärzten, sondern mir. Und ihr Vertrauen will ich nicht verspielen, zumal es eine aufgeklärte Entscheidung ist. Sie weiß alles über ihre Krankheit und ich bewundere, wie eine 18-Jährige so bewusst über ihr Schicksal entscheidet.

Die nächsten sieben Monate werden zur Herausforderung. Mittlerweile haben alle in der Praxis die selbstbewusste, junge Frau in ihr Herz geschlossen. Sie zittern mit, denn die Blutwerte von Carola werden unter dem Abiturstress noch schlechter. Das war leider zu erwarten, denn eine solche Bluterkrankung reagiert äußerst empfindlich auf Stress. Immerhin kommt Carola weiter zur Kontrolle. Bei jedem Besuch starte ich vorsichtig einen neuen Versuch, für eine Therapie mit Medikamenten zu werben. Leider ohne Erfolg.

Und dann kommt der Sommer. Das Abitur ist geschafft und Carola erscheint mit strahlendem Gesicht in der Praxis. Wir untersuchen ihr Blut. Nicht zu fassen, alle Werte im Normbereich! So gute Resultate hat sie selbst unter der Therapie in der Klinik nie gehabt. Wir kontrollieren noch dreimal, aber die Ergebnisse stimmen. Ich sehe ein neues Licht in ihren Augen.

»Haben Sie sich vielleicht verliebt?«, frage ich sie.

»Ja!«, sagt sie lächelnd. »Nach dem Abi habe ich eine Kreuzfahrt gemacht und da habe ich ihn getroffen.« Carola scheint zwei Meter über dem Boden zu schweben. Die Freude ist groß, alle atmen auf. »Dann kann ich mir endlich das Tattoo machen lassen?« Ja, auch das ist jetzt möglich.

Einige Wochen später ist Carola wieder da. Nicht mehr so strahlend. »Leider ist nichts draus geworden. Die Entfernung. Er in Hamburg – ich in München. Wie soll das gehen?«

»Das tut mir so leid!« Am liebsten hätte ich sie in den Arm genommen. »Dann gucken wir mal, wie Ihre Werte sind.« Leider nicht gut! Sie sind noch schlechter als vorher.

Doch trotz ihres Liebeskummers wirkt Carola stabiler. Offensichtlich hat ihr die Erfahrung Ich-kann-doch-wieder-gesund-werden einen echten Schub gegeben.

»Wollen Sie es nicht doch einmal mit den Medikamenten versuchen? Fragen Sie meine anderen Patienten: Ich habe damit noch nie eine Enttäuschung erlebt«, versuche ich es erneut.

»Ich werde es mir überlegen«, verspricht sie.

Ein paar Wochen später kommt sie in Begleitung eines Freundes. Wieder geht es ihr deutlich besser und sie sagt: »Na gut, probieren wir es mal.«

Das ist jetzt fast drei Jahre her. Mittlerweile ist Carola bei ihren Eltern ausgezogen und hat ihre Ausbildung zur Beamtin in der Verwaltung mit Erfolg beendet. Die Tabletten, die sie nimmt, verträgt sie gut. Zwar hat sie keine Normwerte, aber sie ist aus der Gefahrenzone raus. Und sie hat es selber entschieden! Genauso wie sie vorher entschieden hat, ihr Leben zu riskieren und ich diese Entscheidung respektiert habe. Und abends mit Bauchschmerzen die Praxis verließ. Inzwischen kenne ich Carola so gut, dass ich ihr nur in die Augen schauen muss, dann weiß ich, wie ihre Werte sind. Die sind jetzt in einem Bereich, wo sie fast alles machen kann. Eine größere OP ginge allerdings nicht. Auch ein Kind könnte sie so nicht bekommen. Die Entbindung wäre viel zu riskant für Mutter und Kind. Es gäbe allerdings noch eine Therapieoption, mit der wir bei Erwachsenen gute Erfahrungen gemacht haben: die Entfernung der Milz. Die führt dazu, dass die Blutplättchen nicht mehr so stark abgebaut werden. Wenn alles gut ginge, könnte sie dann auch Kinder bekommen.

Ich habe viel aus der Begegnung mit Carola gelernt. Vor allem, dass unser Ziel nicht nur sein kann, die Gesundheit zu erhalten und Leben zu retten, sondern auch die Würde des Patienten zu wahren. Ja, dass die Würde des Patienten eigentlich sogar wichtiger ist. Und dass ich als Ärztin eine Entscheidung respektieren muss, selbst wenn ich anders entscheiden würde. Vorausgesetzt, dass diese Entscheidung – wie bei Carola – wohl überlegt ist und nicht aus einem Affekt heraus getroffen wird.

Für mich war es auch ein Lernen im Umgang mit jungen Patienten. Der Übergang vom Teenie zum Erwachsenen ist eben ein besonderer Zustand. Man ist nicht mehr Kind, aber auch noch nicht wirklich erwachsen und jede Menge Entscheidungen stehen an. Welche Ausbildung, welcher Beruf, wo will ich leben und mit wem?

Dieser Übergang ist auch für uns als Ärzte eine Herausforderung. Daher haben wir eine Arbeitsgemeinschaft gegründet, die Ärzte im Umgang mit jungen Patienten berät, vor allem Kinder mit chronischen Bluterkrankungen wie die Mittelmeeranämie, die schon im Kindesalter entsteht. Weil die Therapie so gut geworden ist, können diese Kinder jetzt erwachsen werden. Und genau wie Carola kommen sie, wenn sie 18 sind in eine Praxis, in der vielleicht gerade ein 80-Jähriger mit seiner Chemotherapie über die Flure läuft. Wahnsinn! Sie haben ganz andere Bedürfnisse als die älteren Patienten, wollen Sport machen, mit ihren Freunden ausgehen – und sie vergessen die Termine. Wir müssen den Umgang mit ihnen erst lernen.

Ja, und Liebe kann Wunder bewirken. Das konnte ich bei Carola neu erfahren. Denn ausgerechnet bei den Blutplättchen spielen die Glückshormone scheinbar eine unglaubliche Rolle. Ich habe noch eine andere Patientin, die zu viele Blutplättchen produziert. Ihre Werte waren nach einer schmerzhaften Trennung dramatisch angestiegen. Dann habe ich gesagt: »Jetzt warten wir mal ab«, und tatsächlich beruhigten sich die Werte nach und nach wieder. Und dann – nach einem schönen Urlaub in Italien – waren ihre Werte auf einmal signifikant besser. Ich sah Liebe in ihren Augen. »Haben Sie sich verliebt?«

»Ja!«, sagte sie und strahlte.

Offensichtlich wird in der Verliebtheit etwas frei gesetzt, was uns unglaublich gut tut. Und bei einer Erkrankung der Blutplättchen ist das besonders signifikant. Sowohl bei Patienten, die zu viele als auch bei denen, die zu wenig Thrombozyten produzieren. Leider ist die Liebe ein Zustand, der nicht lange hält. Könnte ich doch dieses Molekül finden, dann könnte ich es herstellen lassen und wäre Millionärin …

»Das kostet Sie ein Heidengeld!«

**Der Landarzt
Eberhard Helm**

- war früher Leistungssportler (1500 Meter) und zusammen mit Thomas Wessinghage in der deutschen Leichtathletik-Nationalmannschaft,
- braucht jeden Tag eine Stunde Bewegung an der frischen Luft: »Das macht den Kopf frei, verführt aber auch zu neuen Gedanken und Abenteuern!«,
- ist engagierter Christ und seit über 30 Jahren im örtlichen Kirchenvorstand aktiv.

Die 7-jährige Stieftochter von Franz Oswald kam atemlos in meine Praxis gerannt:»Sie müssen schnell kommen, meine Eltern brauchen Hilfe!«

Ein plötzlicher Notfall ist an sich nichts Ungewöhnliches für einen Landarzt, doch was mich im Winter 1993 bei Familie Oswald erwartete, hatte nichts mit meinem normalen Praxisalltag zu tun. Nein, kein gebrochenes Bein, sondern ein mürrisch dreinblickender Gerichtsvollzieher mit seinem Aktenkoffer stand vor der Tür meines Patienten.

»Ich gehe hier nicht eher weg, bis diese Forderung beglichen ist.« Er wedelte mit dem Vollstreckungsbescheid, den sich das Kaufhaus Quelle wegen einer Forderung über 300 DM hatte ausstellen lassen. Die Familie war in Tränen aufgelöst und wusste nicht mehr weiter. Nach kurzem Zögern sagte ich zu dem Mann mit dem Aktenkoffer:»Ich werde dafür sorgen, dass Sie Ihr Geld bekommen.« Worauf dieser erwiderte:»Nicht irgendwann, sondern hier und jetzt.« Also lief ich zurück in meine Praxis und holte das Geld.

Mit dieser Episode stolperte ich in eine Geschichte hinein, die mich bis heute beschäftigt und meine Fähigkeit, meinen Patienten zwar empathisch, aber mit professioneller Distanz zu begegnen, immer wieder infrage gestellt hat.

Im November 1992 kam Franz Oswald erstmals in meine Praxis. Kurz zuvor war er mit seiner Frau und drei Kindern nach Ostheim gezogen. Damals kam er mit einer Schnittwunde, die er sich bei seiner Arbeit als Fensterbauer zugezogen hatte. Ich habe die Wunde versorgt und ein paar Worte mit ihm gewechselt. Nichts Auffälliges, wenn man davon absieht, dass Herr Oswald mit seinen 25 Jahren und einer Größe von 169 cm stolze 111 Kilo auf die Waage brachte. Einige Wochen später kam Herr Oswald wieder; diesmal mit einer Lungenentzündung. Da er ein starker Raucher war – mindestens eine Packung pro Tag – habe ich ihm geraten, mit dem Rauchen aufzuhören. Bei diesem Besuch berichtete er mir auch von seinen Schlafstörungen und finanziellen Sorgen. Und wir kamen auch auf den Alkohol zu sprechen, mindestens sechs Bier am Tag, manchmal auch acht oder zehn trinke er.

»Das ist deutlich zu viel!«, ermahnte ich ihn. »Wenn Sie das jeden Tag brauchen, dann sind Sie Alkoholiker!«

Empört schaute er mich an: »Ich bin doch kein Trinker! Meine Kollegen trinken mindestens so viel.«

»Dann denken Sie doch auch mal an das Geld. Jeden Tag sechs Bier und eine Packung Zigaretten – das kostet Sie ein Heidengeld!«

Dass diese schlechten Angewohnheiten ganz erheblich zu seinen Schulden beigetrugen, war ihm in keiner Weise bewusst.

Warum Herr Oswald mit seiner Familie im Herbst 1992 von dem 20 km entfernten Ort, wo er auch seine Arbeitsstelle hatte, nach Ostheim gezogen ist, erfuhr ich dann auf Umwegen von Bekannten. Offensichtlich war ihm das Pflaster dort zu heiß geworden. Am alten Ort war er als Schläger und Heißspund bekannt – als jemand, der zu viel trinkt und dann die Kontrolle verliert. Aber immerhin hatte er eine feste Anstellung als Fensterbauer und galt als zuverlässiger Arbeiter.

Nachdem ich Herrn Oswald gegenüber dem Gerichtsvollzieher geholfen hatte, lag das Thema »Schulden« auf dem Tisch. Es stellte sich heraus, dass die Familie mit ihren drei Kindern keineswegs mit einem exorbitanten Betrag in der Kreide stand, es ging um ungefähr 8000 DM. Schulden, die wohl vor allem durch unüberlegte Bestellungen bei Quelle – »Jetzt bestellen, später zahlen!« – entstanden waren. Die Schulden nahmen der Familie die Luft zum Atmen. Dabei verdiente Herr Oswald mit brutto 3153 DM für die damalige Zeit gar nicht schlecht.

Doch wenn er jetzt Geld abheben wollte, bekam er von der Sparkasse nur 100 DM pro Woche, was für zwei Erwachsene und drei Kinder hinten und vorne nicht ausreichte. Doch die Sparkasse war gnadenlos, meine Bitte um Nachsicht verlief erfolglos: »Wenn er mit 4000 Mark im Minus ist, dann kriegt er gar nichts mehr!«

Nachdem ich mich bereit erklärt hatte, für Herrn Oswald zu bürgen, wurde die Sperre aufgehoben. Als nächstes nahm ich mir die Geschäfte am Ort vor, denn ich musste dem Familienvater klarmachen: »Ihr wohnt jetzt in Ostheim und müsst sehen, dass Ihr hier auch einkaufen könnt. Wenn Ihr bei jedem Geschäft Schulden habt, dann habt Ihr ein Problem.« So fingen die Oswalds an, ihre Schulden zu begleichen und konnten wieder guten Gewissens einkaufen.

Mir selbst sagte ich, dass es mir und meiner Familie mit unseren fünf gesunden Kindern so gut geht und uns wegen ein paar Tausend Mark nichts passieren kann. Denn es heißt ja häufig: »In unserem reichen Land muss keiner verhungern!« Und dann liest man: »Ein Vater brachte seine drei Kinder um und erschoss sich danach selbst, weil das Geld nicht reichte.« Das ist die Kehrseite unseres reichen Landes, gar nicht so wenige Familien stecken so tief in der Klemme, dass sie nicht mehr ein noch aus wissen. Deshalb wollte ich handeln und habe bei Familie Oswald mehr als drei Jahre die Oberaufsicht über das Konto geführt. Ich habe das Geld zugeteilt und bestimmt: »Wir müssen jetzt auch ein Haushaltsbuch anlegen, darin werden die Schulden und die Schuldtilgung genau aufgelistet.«

Mittlerweile hatte Herr Oswald großes Vertrauen zu mir gefasst und wir waren per Du. Eines Tages habe ich ihn zu Hause nach der Arbeit abgeholt.

»Ich habe heute Abend etwas für dich – du musst unbedingt mitkommen.«

»Wohin soll ich denn kommen?«

»Das wirst du schon sehen.«

Ich habe ihn mit in die Kreuzbundgruppe genommen. Der Leiter dieser Gruppe war auch ein Patient von mir und mit ihm hatte ich besprochen, dass ich an diesem Abend mit Herrn Oswald kommen würde. Das Ende vom Lied war, dass er zwar nie wieder in die Gruppe gegangen ist, aber sofort mit dem Trinken aufgehört hat. »Ich schäme mich so, ich trinke nichts mehr!«, murmelte er. Und tatsächlich hat er das durchgehalten. Zum Glück hatte er keine starke körperliche Abhängigkeit, sodass es ihm relativ leicht gefallen ist. Heute kann er abends ein Bier trinken, ohne gleich fünf weitere kippen zu müssen.

Wenig später gestand er: »Jetzt sollte ich auch mal langsam den Führerschein machen.« Mir blieb die Spucke weg, schließlich war er ständig mit dem Firmenwagen unterwegs. Sein Chef hatte ihm den Wagen anvertraut, ohne je danach zu fragen, ob er einen Führerschein besaß. Sein Mitarbeiter hat ja immer gut und zuverlässig angepackt, da konnte sich sein Chef wohl nicht vorstellen, dass ihm die nötigen Papiere fehlen. So hat Herr Oswald mit 26 Jahren seinen Führerschein gemacht. Genügend Fahrpraxis hatte er ja inzwischen!

Nachdem die Familie entschuldet war, spitzte sich die Lage 1994 noch einmal zu. Frau Oswald war wieder schwanger. In der 11. Schwangerschaftswoche rief sie mich an: »Bis übermorgen kann ich das Kind noch abtreiben. Ich möchte es nicht, aber finanziell schaffen wir das nicht. Kannst du mich zur Abtreibung nach Thüringen in die Klinik fahren?«

»Nein, das mache ich nicht! Aber wenn Ihr das Kind behaltet, werde ich es die nächsten zehn Jahre unterstützen!« Das war ich meiner christlichen Grundüberzeugung schuldig. Und so kam 1994 der dritte Sohn zur Welt.

Als nächstes tauchte die Frage auf, ob ich nicht die Patenschaft für das Kind übernehmen könne. Meine Frau war einverstanden und wir haben zugestimmt. Doch dann überraschte mich Herr Oswald mit der Nachricht, die Patenschaft würde der Leiter der Kreuzbundgruppe übernehmen. Der wohnte bei ihm in der Nachbarschaft, und offensichtlich hatte sich Herr Oswald an jenem Abend vor allem vor ihm geschämt. Daraus ist ein guter Kontakt entstanden – nicht in der Gruppe, sondern in der Nachbarschaft. Eine wunderbare Lösung. Für mich blieben die beiden älteren Jungen übrig, die waren nämlich auch noch nicht getauft.

»Gut, das mache ich für einen der beiden.«

Zwei Tage vor der Taufe rief mich Frau Oswald an und klagte, sie hätten keinen Paten für den anderen Jungen gefunden, ich müsste nun doch für beide einspringen.

»Nein, das mache ich nicht!«

»Dann wird eben keiner getauft«, gab Frau Oswald zurück; sie kann durchaus sehr fordernd sein. So bin ich 1994 Pate der beiden älteren Jungen geworden.

Natürlich hatte ich damals immer wieder die Sorge, meine Unterstützung könnte zum Fass ohne Boden werden. Was würde als nächstes kommen? Mehr als 25 Jahre später muss ich sagen: Es hat sich gelohnt! Schließlich hat Herr Oswald sein Leben in den Griff bekommen. Und auch seine

Söhne sind gut geraten: Zwei sind bei der Polizei, der andere ist bei der Bundeswehr.

Da ich selber leidenschaftlicher Läufer bin, kannte ich hier in der Gegend zwei Kollegen, die ebenfalls Marathon laufen. Wir hatten eines Tages die Idee: Jeder von uns trainiert einen seiner Patienten für den nächsten Köln-Marathon. Sofort habe ich an Herrn Oswald gedacht: »Wäre doch nicht schlecht, wenn du mal von deinen 111 kg runterkommst und mit dem Rauchen aufhörst?! Und mal anfängst, dich zu bewegen.« Das fand er auch eine gute Idee; wir haben dann ein halbes Jahr trainiert und sind zusammen den Köln-Marathon gelaufen. Was für ein großes Erfolgserlebnis: Er war sehr stolz, dass er das geschafft hat und schließlich nur noch 85 kg wog. Das hat auch einen seiner Söhne motiviert, der ist sogar Deutscher Meister im Langstreckenlauf geworden.

Vor drei Jahren hat Herr Oswald dann ein Fußleiden bekommen, sodass er jetzt keine langen Distanzläufe mehr machen kann. Doch auch heute noch wandern wir ab und zu zusammen.

Im Laufe der Jahre ist mir die Familie Oswald ans Herz gewachsen. Als ich damals dem Gerichtsvollzieher die 300 DM gegeben habe, hatte ich gewiss nicht den Plan, die nächsten drei Jahre für die Familie das Konto zu führen. Offen gestanden, hatte ich überhaupt keinen Plan. Es gab nur den Gedanken: Es darf doch nicht sein, dass diese Familie wegen ein paar Hundert Mark zugrunde geht. Und auch wenn ich dieses Geld nie zurückbekommen habe, so ist mir Franz Oswald immer behilflich, wenn ich eine Reparatur am Haus vornehmen muss oder ein Fenster undicht ist.

In dieser Zeit habe ich gelernt, wie wichtig es ist, hinter die Kulissen körperlicher Symptome zu schauen. Was ist los in einer Familie? Und dann stellt man zum Beispiel fest, dass Schulden wirklich krank machen, dass sie zu schlimmen Schlafstörungen führen können oder zu übermäßigem Alkoholkonsum. Man muss also an die Ursachen gehen, und wenn dann jemand wieder gesünder wird, ist das auch für den Arzt eine gewisse Genugtuung.

Diese Erlebnisse ermuntern mich auch in anderen Fällen, nicht immer gleich zu urteilen: »Ach, der muss wohl jede Nacht den Kühlschrank leermachen. Muss er sich nicht wundern, wenn er Übergewicht hat!« Denn: Was bedrückt ihn eigentlich? Das ist doch Frustessen, wenn er 30 kg zu viel wiegt und dann einen Diabetes entwickelt.

Mittlerweile habe ich auch gelernt, das Unvollkommene in den Menschen zu achten. Heute kann ich gelassener damit umgehen. Nicht jeder muss zu 100 Prozent gesund leben, es reicht durchaus, wenn er »nur« glücklich ist!

Als Arzt weiß ich, wie wichtig Resilienz für Patienten ist. So habe ich mich auch bei der Familie Oswald darum bemüht, etwas zu finden, woraus sie Stärke ziehen können. Bei Vater Oswald ist mir das gelungen, weil ich ihn zum Sport motivieren konnte. Er bewegt sich auch heute noch jeden Tag zweimal, weil er mit dem Hund raus muss. Und er merkt, wie gut ihm die Bewegung tut. Auch geht er heute anders mit Geld um und ist stolz darauf, dass er nicht mehr trinkt noch raucht. Und natürlich ist er vor allem stolz, dass aus seinen Kindern etwas geworden ist. Es stützt einen Vater, wenn er weiß, dass er trotz großer Schwierigkeiten, die er in den ersten 20 Jahren seines Lebens hatte, die Kurve gekriegt hat und sein Leben nun auf einem festen Fundament steht.

»Dann bemühst du dich vielleicht nicht genug«

Der Gynäkologe
Prof. Dr. Christian Jackisch

- ist mit Leidenschaft Arzt und Forscher,
- hat durch die ständige Konfrontation mit der Krankheit Krebs noch mehr Wertschätzung für das Leben gewonnen,
- ist ein geselliger Mensch und fährt gerne Ski.

Es war ein erschreckender Anblick: Frau S., eine junge Frau von 24 Jahren, bis auf 43 Kilo abgemagert. Grunddepressiv. Endzeitstimmung.

Ich war damals – vor 25 Jahren – Assistenzarzt an der Uniklinik in Münster und hatte schon manches Schlimme gesehen, aber den Anblick von Frau S. werde ich nie vergessen. Sie wurde kurz vor Weihnachten liegend eingeliefert, weil ihr Brustkrebs so diffus metastasiert war, dass sie nicht mehr laufen konnte. Ihre Knochen waren massiv befallen und der Tumor brach durch ihre Brust. Ein übler Geruch lag in der Luft. Es war eine Situation, in der jeder sagen würde: »Da ist nicht mehr viel zu machen!« Frau S. hatte vielleicht noch eine Lebenserwartung von vier bis sechs Wochen.

Diese junge Frau besaß eine unglaubliche Fähigkeit zur Verdrängung. Selbstverständlich hatte sie erkannt, dass sie schwer krank war, nur kam sie aus ihrer Muschel nicht heraus: Ihre Angst vor Operationen, Chemotherapie und Schmerzen war so groß, dass sie nicht zum Arzt ging. Eher war sie bereit, mit ihrem Leben abzuschließen. Als sie schließlich allein nicht mehr aufstehen konnte, wurde sie von ihren Eltern zu uns in die Aufnahme gebracht.

Was konnten wir noch für sie tun? Wegen des starken Befalls der Knochen kam eine intensive Chemotherapie nicht mehr in Betracht, die hätte ihr Knochenmark nicht ausgehalten. Genauso wenig kam eine Strahlentherapie infrage und eine Operation war auch keine Option. Schmerztherapeutisch gesehen konnte man Frau S. helfen, aber ansonsten mussten wir eigentlich sagen: »Wir können Ihnen leider nichts mehr anbieten!«

Damit wollte ich mich nicht abfinden. Wir waren doch gerade in San Antonio (USA) beim Brustkrebskongress gewesen und hatten dort von Erfolgen einer neuen Antikörper-Therapie gehört. Das Problem war nur, dass diese Therapie in Deutschland noch nicht zugelassen war und wir deshalb auch keinerlei Erfahrung damit hatten. Doch die Studien, die in San Antonio vorgestellt wurden, waren ermutigend. So habe ich meinem damaligen Chef vorgeschlagen, diese neue Therapie bei Frau S. zu versuchen. Er stimmte zu und tatsächlich gelang es uns, die entsprechenden Medikamente zu bekommen.

Frau S. brachte uns unendliches Vertrauen entgegen. Das hat mich damals sehr beeindruckt. Wir hatten ja überhaupt keine Ahnung, welche Nebenwirkungen auftreten würden. Natürlich hatte sie auch nichts mehr zu verlieren und so sagte sie einfach: »Wenn Sie meinen, dass das funktioniert, dann mache ich mit!«

Und tatsächlich hat es funktioniert: Frau S. war das, was wir als *lucky shot* bezeichnen. Wir erleben es vielleicht alle drei oder vier Jahre einmal, dass wir einem Menschen ohne viel Leid seine Lebensqualität zurückgeben können. So war es bei Frau S. Über einen Zeitraum von einigen Wochen bekam sie eine ganz niedrig dosierte Chemotherapie und dazu eben die Antikörper. Innerhalb von sechs Wochen konnten wir sehen, wie gut die Therapie wirkte. Erstmals ging der Bedarf an Schmerzmitteln stark zurück, und dann verkleinerte sich auch der durch die Brust brechende Tumor dramatisch. Nach acht Wochen konnte man ihn fast nicht mehr sehen und auch die Leber- und Lungenmetastasen schmolzen weg wie Butter in der Sonne.

Frau S. blühte förmlich auf. Als sie dann nach wenigen Wochen mit einem Korsett wieder aufstehen konnte, ging sie als Erstes mit ihren Freunden in ein Restaurant. Es machte sie glücklich, wenn Freunde sie fragten, ob sie länger weg gewesen sei. Man sah ihr ja nichts an. Weder hatte sie ihre Haare verloren, noch war ihr Äußeres durch eine Operation verändert. So konnte sie ganz still und leise wieder in ihren Beruf als Bürofachangestellte beim Finanzamt zurückkehren.

Sie war voller Lebensfreude und fing an, lang gehegte Träume zu verwirklichen. Vor allem wollte sie reisen. Bis dahin war sie kaum aus Münster herausgekommen. Jetzt unternahm sie ihre erste Flugreise, zog bei ihren Eltern aus und trennte sich von ihrem Freund. Ihr war sehr bewusst, dass ihr das Leben ein zweites Mal geschenkt worden war. Sie wollte es in vollen Zügen genießen.

Für uns stellte sich die Frage, wie lange wir Frau S. diese Antikörpertherapie geben sollten. Ein paar Monate, ein Jahr? Heute sind Erhaltungstherapien bei Brustkrebs ganz üblich, aber damals kannte man sie noch nicht. Da Frau S. keinerlei Nebenwirkungen aufwies, habe ich dann entschieden, dass wir die Therapie unbefristet weiter geben. Frau S. war ganz einverstanden damit, vor allem, weil sich ihre großen Ängste vor Schmerzen und schlimmen Nebenwirkungen nicht bewahrheitet hatten. Kein einziges Mal musste sie stationär ins Krankenhaus, sie kannte nur unseren Ambulanzbetrieb. Der größte operative Eingriff, den wir bei ihr gemacht haben, war die Anlage eines Port-Katheters, ein unter der Haut liegender intravenöser Zugang, den wir ihr für die Therapie gelegt haben. Ihre Brust ist nie operiert worden, sie wurde lediglich bestrahlt und hat auch schnell wieder ihre normale Form zurückbekommen. Man konnte also von außen nicht sehen, dass sie so eine massive Erkrankung durchgemacht hatte.

Während dieser Jahre habe ich Frau S. alle zwei bis drei Monate gesehen. Wir führten nahezu freundschaftliche Gespräche, in denen sie mir lebhaft erzählte, wie ihr Leben nun aussieht und wie sie die Therapie verträgt. Sie würde sich melden, wenn es irgendwelche Probleme gäbe, so waren wir verblieben. Ich wollte sie auf keinen Fall mit vielen Kontrollterminen belasten. Denn natürlich ist es für Patienten nichts Schönes, immer wieder in die Klinik zu müssen und zu hoffen, dass man nichts findet.

Ich glaube ganz sicher, dass ihre Einstellung zu diesem Erfolg beigetragen hat. Wir alle wissen, dass das Gefühl des Sich-Wohlfühlens eine biochemische Konstellation ist, die wir in unserem Körper spüren können. Bei Frau S. konnte man sehen, dass es ihr gut ging und dass sie ihr zurück gewonnenes Leben genoss. Das hat sie sicherlich stabilisiert. Wäre sie jemand gewesen, die dieses Signal eines positiven Lebens gar nicht hätte empfangen können, dann hätte sie mit so einer Therapie nicht viel gewonnen.

Ich erlebe ja durchaus auch Patienten, die für sich selber keinen Nutzen aus der Behandlung ziehen. Das sind häufig isolierte, einsame Menschen, deren Tagesablauf dann ganz von der Therapie bestimmt wird. So sagte mir kürzlich eine Patientin: »Ich habe Angst, denn wenn ich Sie nicht mehr sehe, muss ich mich wieder ganz allein um meinen Tagesablauf kümmern!« Daher empfehle ich gerade jungen Menschen, nicht aufzuhören zu arbeiten, sondern stattdessen zu fragen: Kann ich noch etwas Sinnvolles machen? Sonst isolieren sie sich beispielsweise vor dem Fernseher und nehmen ihre Umwelt nicht mehr aktiv war. Frau S. war dagegen ein ermutigendes Beispiel für ein gelebtes Carpe Diem.

Nach drei Jahren erfolgreicher Therapie fragte die Pharmafirma, die dieses Medikament vertrieb, ganz vorsichtig an, ob Frau S. bereit wäre, über ihre Erfahrungen bei einem Patiententag zu sprechen. Sie hat sofort zugesagt und ich konnte erstaunt beobachten, mit welcher Begeisterung sie auch vor Publikum über ihr zweites Leben sprach. Da sprach so viel Wertschätzung und Dankbarkeit aus ihr.

Und auch in dieser Hinsicht habe ich von Frau S. gelernt. Durch sie und andere meiner Tumorpatienten hat sich auch meine eigene Einstellung zum Leben geändert. Die Gesundheit ist eben ein Gut, das man nicht kaufen kann. Meine Wertschätzung für das Leben ist durch die ständige Konfrontation mit der Krankheit gewachsen. Man lernt Demut. Selbst meine Streitkultur hat sich vollkommen verändert. Wenn ich nach einem langen Klinikalltag nach Hause komme, frage ich mich manchmal: Worüber könnte ich mich jetzt noch aufregen?

Natürlich bin ich nicht der Messias und schon lange habe ich mir abgewöhnt zu glauben, ich könnte die Welt verändern. Das kann ich nicht. Aber Patienten helfen, die meine Hilfe suchen, das kann ich schon. Ich versuche mich in sie einzufühlen, allerdings mache ich keine faulen Kompromisse. Wenn jemand sagt:»Ich möchte nur alternativ behandelt werden«, dann sage ich:»Gut, das kann ich verstehen, aber das ist nicht mein Metier. Dann müssen Sie zu jemand anderem gehen!«

Ich muss nicht mit jedem Patienten weinen, aber ich möchte für jeden, den ich behandle, eine Brücke mit einem stabilen Geländer sein. Dabei hat die Routine, die ich mittlerweile habe, nichts damit zu tun, dass ich meine Arbeit als Routinetätigkeit empfinde. Ich vergleiche das eher mit dem Piloten, der die Sicherheit hat, eine Strecke zu fliegen – egal, wie das Wetter ist. Oder der eben konstatiert: »Jetzt fliege ich nicht, weil mir das Risiko zu groß ist.«

Nach mehr als neun Jahren kamen wir bei Frau S. an die Grenze unserer Möglichkeiten. Die einzige Nebenwirkung der Antikörper betrifft das Herz. Im Laufe der Jahre ließ die Pumpfunktion nach und so mussten wir die Dosis reduzieren und schließlich die Therapie ganz einstellen. Die Krebszellen fingen wieder an, sich zu vermehren. Allmählich brachen alle Dämme: fortschreitende Lebermetastasen und Wasser in der Lunge.

Ich überlegte, wie ich Frau S. die schlechten Nachrichten überbringen sollte. Doch sie kam mir zuvor: »Sie brauchen gar nichts zu sagen. An Ihrem Gesicht sehe ich, dass die Krankheit wieder fortschreitet.« Sie hat dann ganz klar formuliert, dass sie keine weitere Therapie mehr möchte: »Ich habe jetzt über neun Jahre Leben gewonnen und musste nicht leiden. Jetzt möchte ich auch nicht leiden für etwas, was ich überhaupt nicht abschätzen kann.«

Wir führten in dieser Zeit sehr intensive Gespräche. Leider konnten wir ihr nur noch eine sehr aggressive Chemotherapie anbieten, doch die wollte sie auf keinen Fall. Auch in dieser Situation hat mich Frau S. beeindruckt. Sie war ganz klar in ihrer Haltung und konnte gleichzeitig sagen: »Ich bin sehr dankbar, dass mir diese neun Jahre geschenkt wurden!«

Ich denke auch heute noch oft an Frau S. zurück. Vor allem, wenn mir wieder einer dieser »aussichtslosen« Fälle zugewiesen wird, wie wir sie jedes Jahr mehrfach zu sehen bekommen. Dann denke ich an die Situation von damals: Wenn ich mich da nicht intensiv um einen neuen Weg bemüht hätte, dann hätte ich Frau S. und nach ihr manche andere Patienten viel früher verloren.

Um diese Herausforderung zu meistern, haben wir doch Gehirn und unser Netzwerk. Und falls wir nicht weiter wissen, können wir vielleicht jemanden finden, der es besser kann. Dem sollten wir dann zuhören. Und wenn wir selbst etwas gut können, sollten wir andere dahin führen, ihre Gleichgültigkeit aufzugeben.

Wenn ich also höre: »Das ist ein hoffnungsloser Fall!« – dann rutscht mir häufiger der Satz raus: »Dann bemühst du dich vielleicht nicht genug.«

Und heute, im Jahr 2020, sitzt wieder eine solche Patientin vor mir, mit dem gleichen Brustkrebstyp, an dem Frau S. seinerzeit litt. Nach kurzer erfolgreicher Therapie traten bei ihr zahlreiche Hirnmetastasen auf, und so wurde sie aus dem Nichts heraus handlungsunfähig.

Schachmatt. Eine aufgeweckte lebenslustige Frau, Mitte 60. Im Internet liest sie von einem neuen Medikament. Die Vorstellung der Studie dieses Medikamentes haben wir vor 14 Tagen auf dem amerikanischen Krebskongress in den USA gebannt verfolgt. Es zeigt atemberaubende Erfolge bei Hirnmetastasen. Wegen der COVID-19-Pandemie fand dieser Kongress virtuell statt, so konnten Ärzte und Patientinnen teilnehmen.

Eine Therapie wie maßgeschneidert für meine Patientin. Nur zwei Probleme traten auf: Das Medikament ist in den USA zugelassen, in Deutschland jedoch nicht erhältlich und unendlich teuer. Deshalb habe ich mit der Krankenkasse gesprochen und sie hat mir innerhalb von einer Woche eine Kostenzusage für einen individuellen Heilversuch meiner Patientin in Höhe von mehreren zig-tausend Euro zugesagt. Nach knapp 14 Tagen haben wir dieses Medikament aus einer internationalen Apotheke bekommen. Heute habe ich meiner Patientin in der Sprechstunde gesagt: »Machen Sie Ihre Tränen zu Energietropfen! Wir schaffen das!«

Als ich den Sachbearbeiter der Krankenkasse angerufen habe, um mich zu bedanken, war er richtig gerührt: »Ich mache das hier seit mehr als 30 Jahren, und bei mir hat sich noch keiner bedankt. Ich wünsche Ihnen und Ihrer Patientin alles Gute! Schön, dass wir helfen können!«

So wird die Medizin weitergehen, und das fasziniert mich!

»Selbst Banales erklärt sich nicht von selbst«

Die Hausärztin und Allergologin Astrid Schareina

- ist fasziniert von den Fortschritten auf dem Gebiet Allergologie,
- versucht ihre Patienten ohne Schablone zu betrachten,
- liebt Theater, Bücher, Ausstellungen und wandert gerne.

»Ich kann gar nichts mehr essen! Kekse, Nutella – egal, was ich esse, ich bekomme Asthma-Anfälle.« Wieder sitzt Frau S. vor mir und kämpft mit den Tränen. Ich verkneife mir, zu kommentieren: »Das alles sollten Sie eigentlich auch nicht essen!« – schließlich ist Frau S. schwer übergewichtig. Und jedes Mal kommt sie mit einem neuen Verdacht. Diesmal ist es Palmöl. »Überall ist jetzt Palmöl drin und ich bin mir sicher, dass ich davon Asthma bekomme.«

Bisher hatte ich noch keinen Patienten, der allergisch auf Palmöl reagiert hat. Palmöl kann Bauchweh auslösen – aber eine Allergie? Das glaube ich nicht und überhaupt glaube ich, Frau S. sollte besser über eine gesunde Lebensführung (Diät!) nachdenken als über Allergien. Schließlich haben wir bereits diverse Lebensmittel erfolglos getestet. Und ausgerechnet Palmöl soll es jetzt sein?!

»Diesmal bin ich mir ganz sicher!«, schluchzt Frau S.

»Gut, dann bringen Sie doch bitte das Palmöl mit – dann testen wir es«, sage ich mehr genervt als überzeugt.

Eine Woche später ist Frau S. wieder da. Das Palmöl hat sie dabei und wir testen es. Und dann bin ich wirklich überrascht, als Frau S. wenig später um Luft ringt. Ihr Asthma! Sie hatte also Recht. Und wieder einmal wird mir bewusst, wie leicht man Patienten abstempelt. Die Dicke!

Klar, an einem vollen Praxistag sehe ich bis zu 60 Menschen mit den unterschiedlichsten Beschwerden. Da besteht natürlich immer die Gefahr, Patienten in eine bestimmte Schublade zu packen und nach Schema F vorzugehen. Erfahrungen wie die mit Frau S. sind in dieser Hinsicht ein gutes Warnsignal. Sie machen demütig! Und Demut ist eine wichtige Tugend – gerade auch für Ärzte und Ärztinnen.

In der ärztlichen Praxis geht es immer wieder auch um ganz banale Einsichten, die aber enorm wichtig für den späteren Therapieerfolg sind. Bei Allergikern zum Beispiel die Zubereitung von Nahrungsmitteln. Das können auch Hausfrauentipps sein, wie:»Schälen Sie den Apfel, dann können Sie ihn vielleicht vertragen.« Manchmal kommen dann Patienten zu mir und sagen:»Sie haben mir damals diesen Tipp gegeben. Das hat mir wirklich geholfen.« Früher habe ich dann gedacht: So etwas Banales erklärt sich doch von selbst. Nein, oft eben nicht!

Gerade die Änderung des Lebensstils ist für den Patienten oft viel wirksamer als eine medikamentöse Therapie. Ein Beispiel: Wenn ein Diabetiker jeden Tag 30 Minuten spazieren geht, kann er sich die Tabletten mehrere Jahre lang sparen. Aber wie kann ich das vermitteln? Sicher ist es zu wenig, dem Patienten zu sagen:»Gehen Sie jeden Tag wenigstens eine halbe Stunde spazieren!« Ich muss mit ihm auch überlegen, wie er das in seinen Alltag integrieren kann. Manche Ärzte finden das zu banal, aber es ist extrem wichtig! Vielleicht ist das sogar die Hauptaufgabe des Hausarztes. Was hilft es, wenn du der tollste Diagnostiker bist, aber deinen Patienten nicht überzeugen kannst, die nötige Therapie tatsächlich auch zu machen.

Manches muss man dem Patienten wieder und wieder sagen. Zum Beispiel mit dem Rauchen aufzuhören. Ein starker Raucher, der alle drei Monate zu mir kam, erzählte mir jedes Mal, wie schrecklich es mit seinem Sohn und seinem Job sei. Da könne er unmöglich aufhören. Und ich habe ihm immer wieder erklärt, wie wichtig genau das für seine Gesundheit sei. Vor zwei Jahren hat er es dann tatsächlich geschafft. Und seither geht es mit seiner Gesundheit deutlich aufwärts. Wie oft hatte ich zuvor gedacht: Jetzt muss ich ihm das schon wieder sagen!? Wie ein Mantra, aber »Mantra« ist eben wichtig. Es ist auch durch Studien belegt, dass bestimmte Botschaften der Ärzte erst durch Wiederholen beim Patienten ankommen. Und dann kriegen es vielleicht fünf von 50 dicken Diabetikern hin, sich mehr zu bewegen und abzunehmen. Das ist dann schon ein Erfolg, aber es ist eben anstrengend – für beide Seiten.

Überhaupt finde ich es oft schwierig, den Patienten mit seinem Lebensstil zu konfrontieren. Vor allem, den richtigen Zeitpunkt dafür zu finden. Ich kann ja nicht jemandem, der zum ersten Mal zur Diagnostik kommt, sagen: »Übrigens, Sie haben eine Essstörung.« Ich muss erst einmal eine Beziehung herstellen, aber irgendwann muss ich es eben auch sagen. Und das ist oft nicht willkommen.

Ich erinnere mich an eine Patientin, die mit Magen-Darm-Beschwerden zu mir kam. Sie war sich sicher, dass sie eine Nahrungsmittelallergie hätte. Entsprechend haben wir die unterschiedlichsten Nahrungsmittel getestet. Ohne Erfolg. Das ging über Monate so weiter. Und immer mehr bekam ich mit, wie unzufrieden sie insgesamt mit ihrer Lebenssituation war. Unglückliche Beziehung und nerviger Job. Jetzt wollte sie die direkte Ursache für ihre Leiden finden. Jedes Mal kam sie mit einem neuen Verdacht. Und einem vorwurfsvollem Unterton, dass ich nicht genau genug geguckt hätte. Doch wir fanden nichts. Mittlerweile war ich mir sicher, dass ihre Symptome psychosomatischer Natur waren. Irgendwann habe ich dann gesagt: »Ich glaube nicht, dass Sie eine Allergie haben! Sie berichten mir jedes Mal, wie unzufrieden Sie mit Ihrer Beziehung und Ihrer Arbeit sind. Solche Umstände können auch krank machen. All Ihre Beschwerden könnten Folge einer Depression sein.«

»Das ist eine Unverschämtheit!«, entfuhr es der Patientin. »Sie nehmen mich nicht ernst – dann kann ich mir hier jeden weiteren Besuch sparen!« Mit diesen Worten stürmte sie aus dem Besprechungszimmer.

Natürlich habe ich mich gefragt: Habe ich ihr vielleicht Unrecht getan und doch etwas übersehen. Oder einfach nicht den richtigen Zeitpunkt für die Konfrontation gewählt? Ich konnte sie durchaus auch verstehen, schließlich ist es einfacher mit einer Allergie umzugehen als mit einer Depression. Die wirft viel mehr Fragen auf und ist nach wie vor stigmatisiert. Dabei schätze ich, dass es sich in einer hausärztlichen Praxis bei mehr als der Hälfte der Patienten um psychosomatische Krankheiten handelt. Zum Beispiel bei den vielen Patienten mit Rückenschmerzen, die den Druck bei der Arbeit nicht aushalten. Oder die jungen Frauen, die unter Essstörungen leiden. Doch niemand wird gerne mit Problemen der eigenen Psyche konfrontiert.

Aber dann habe ich eine Überraschung erlebt: Ein Jahr später kam von ebendieser Patientin eine Mail: »Ich möchte mich bei Ihnen entschuldigen!« Ich dachte, ich lese nicht richtig: Gerade von ihr hätte ich das nie erwartet. »Obwohl ich damals ziemlich sauer war, habe ich doch darüber nachgedacht und eine Psychotherapie begonnen. Jetzt bin ich in einer psychosomatischen Klinik und mittlerweile geht es mir viel besser.« Da habe ich mich sehr gefreut.

Freuen kann ich mich auch immer wieder, wenn die Medizin Fortschritte macht. Auf dem Gebiet der Allergologie kann ich das am besten überblicken. Und dort hat sich viel getan.

Ich denke zum Beispiel an Herrn K., der vor etwa 12 Jahren zu mir kam. Er war damals 65 Jahre alt und gerade berentet worden. Zuvor hatte er eine leitende Position in einem Unternehmen. Sportlich, gepflegte Erscheinung.

»Ich bin passionierter Wanderer«, erzählte er mir. »Und immer wieder kippe ich um und werde kurzzeitig bewusstlos. Noch vor ein paar Wochen ist es wieder passiert – im Berner Oberland. Morgens bin ich fit und voller Elan mit meiner Gruppe gestartet. Die ersten zweieinhalb Stunden gingen wie von selbst. Ich fühlte mich zum Bäume ausreißen. Und dann nach der Brotzeit, als wir wieder losgingen, wurde mir auf einmal ganz flau und plötzlich sackten mir die Beine weg.«

»Und ist das Ihnen schon häufiger passiert?«

»Ja, das Problem habe ich schon seit über 30 Jahren. Alle möglichen Untersuchungen wurden gemacht – ich war in zwei Unikliniken, doch man konnte nichts finden. Ich kann einfach nicht glauben, dass das psychosomatisch sein soll! Ich habe immer noch die Vermutung, dass das eine Allergie ist.«

»Dann lassen Sie uns nochmal genau durchgehen, wann Ihnen flau wurde. Sie sagten, sie hätten davor eine Brotzeit gemacht.«

»Ja, das war unmittelbar davor.«

»Wie war das bei den anderen Malen? Haben Sie da auch vorher etwas gegessen?«

Er überlegte und nickte: »Ja, ich glaube, ich habe immer etwas gegessen.«

»Und können Sie auch noch erinnern, was Sie zu sich genommen haben?«

»Tja, was man bei so einer Wanderung dabei hat. Brot mit Schinken und Obst. Äpfel, Bananen. Studentenfutter.«

Diese Lebensmittel habe ich systematisch getestet. Dabei fiel mir auf, dass immer Brot dabei war. Da gingen bei mir, die Alarmleuchten an. Denn genau zu dieser Zeit hatte ich erstmals von einer Weizenallergie gehört, die nur auftritt, wenn sich Patienten nach dem Essen körperlich betätigen, Alkohol getrunken haben oder einen Infekt haben. Dafür war damals gerade ein bestimmter Marker im Blut entdeckt worden. Den habe ich dann auch bei Herrn K. bestimmen lassen. Und tatsächlich: Genau das war die Ursache seiner allergische Reaktion.

Herr K. war überglücklich, schließlich hatte er eine jahrzehntelange Kranken- und Leidensgeschichte hinter sich. Dabei hatte er auch immer wieder die Erfahrung machen müssen, dass er nicht ernst genommen oder ihm Simulation unterstellt wurde. Jetzt hatte er eine klare Diagnose und wusste, was er vermeiden muss.

Für mich war das ein Highlight – ähnlich wie bei einem neuen Medikament, wenn man feststellt, dass es tatsächlich wirkt. Auch wenn ich manchmal frustriert bin, kann ich dann ganz handfest erleben, dass die Medizin eben doch Fortschritte macht. Schließlich hätte man diese Allergie noch vor 20 Jahren nicht diagnostizieren können und weiterhin angenommen, der Patient sei eben ein Spinner!

Es ist schön, so etwas zu erleben, und dennoch glaube ich, dass etwas anderes mindestens so wichtig ist: Dem Patienten genau zuhören! Je älter ich werde, desto mehr begreife ich, wie sehr es darauf ankommt! Wir sollten den Patienten eben nicht gleich nach unseren Rastern scannen, sondern erstmal »nur« zuhören. Dafür muss ich bereit sein, mich einzulassen und eine Beziehung zum Patienten aufzubauen. Auch wenn es viele Patienten sind, die ich täglich sehe. Jeder von ihnen ist einzigartig und verdient meine Aufmerksamkeit. Ohne Schablone.

»Diese Therapie
will ich nicht mehr!«

**Der Hämato-Onkologe
Matthias von Hofen**

- liest viel und gerne; sein Lieblings-
buch ist »House of God« von Samu-
el Shem,
- ist ein begeisterter Fan des THW
(Turnverein Hassee-Winterbek e.V.)
Kiel,
- zieht das Meer jederzeit den Bergen vor.

»Kommt meine Freunde,
Noch ist es nicht zu spät,
Drum lasst uns neue Welten suchen
Denn dies habe ich mir vorgenommen.
Als Segler überquere ich den Horizont,
Und wenn uns auch die Kräfte fehlen,
Erd und Himmel zu bewegen, so bleibt uns eins:
Das Temperament von Heldenherzen,
Das Zeit und Schicksal zwar geschwächt,
Doch das sich nie beirren liess,
Zu streben, suchen und zu finden ...
Und niemals aufzugeben.«
– A.L.Tennyson, »Odysseus«

Wir nannten ihn den »Commander«. Er war der Arzt in unserer Klinik gewesen, der auf alles eine Antwort gehabt hatte. Ein Hans-Dampf in allen Gassen, ein Macher, ein Energiebündel und durchtrainierter Sportler. Doch jetzt war er nur noch ein Schatten seiner selbst: Er konnte nicht mehr gehen, kaum mehr sehen, kaum noch verständlich sprechen. Ich war zutiefst erschrocken, meinen Mentor, der mich jungen Arzt in der Klinik groß gemacht hatte, so zu erleben.

Was war geschehen?

2009 hatte der »Commander« die Klinik verlassen, um sich als Onkologe mit eigener Praxis niederzulassen. Mit 50 Jahren wollte er noch mal durchstarten. Er hatte wieder geheiratet und war gerade Vater einer Tochter geworden. Dann die Diagnose: T-Zell-reiches B-Zell Non-Hodgkin-Lymphom.

Damit kehrte er im August 2009 in seine alte Klinik zurück, um hier behandelt zu werden. Nach einer mehrmonatigen kombinierten Antikörper-Chemotherapie, die er gut vertragen hatte, war er im Dezember 2009 in kompletter Remission. Es schien, als habe er die Krankheit besiegt.

Doch wenige Monate später traten neue Probleme auf. Mitte Juli 2010 bekam er während einer langen Autofahrt ein Taubheitsgefühl im Gesicht und entwickelte Sprechstörungen. Die Leute fragten ihn:»Was nuschelst du so? Man versteht dich ja gar nicht.« Bald darauf bemerkte er, dass er seinen linken Fuß nicht mehr anheben konnte und zunehmend Schwierigkeiten beim Gehen hatte. Mit rasanter Geschwindigkeit verschlimmerte sich sein Zustand.

Wir standen vor einem Rätsel. Handelte es sich um eine Infektion? Oder um einen Rückfall der Lymphomerkrankung im Zentralnervensystem? Eine primär neurologische Erkrankung? Eine umfangreiche Diagnostik wurde gestartet, und nach mehreren MRT-Untersuchungen und Liquorpunktion wurde letztlich eine Diagnose gestellt, mit der anfangs keiner so richtig gerechnet hatte. Es handelte sich um eine PML, eine»progressive multifokale Leukenzephalopathie«. Das ist eine schwere Entmarkungskrankheit des zentralen Nervensystems, bei der es im Rahmen einer oft lang andauernden Immunschwäche zu einer Virus-Reaktivierung kommt. Die nachfolgende Infektion vornehmlich der weißen Hirnsubstanz mit diesem JC-Virus führt je nach Lokalisation zu fokalen neurologischen Ausfällen mit Lähmungserscheinungen, Sprach- und Sehdefiziten und zu kognitiven Störungen bis hin zu einer Demenz.

Wir kannten diese Erkrankung damals eigentlich nur von Aidspatienten, bei denen sie häufiger vorkam. Doch mein ehemaliger Kollege war nicht HIV-positiv. Im Rahmen einer Literaturrecherche fanden wir heraus, dass 2010 weltweit ca. 60 Fälle beschrieben waren, bei denen bei HIV-negativen Patienten eine PML als Komplikation einer Therapie mit dem Antikörper aufgetreten war, mit dem wir auch meinen Ex-Kollegen behandelt hatten. Niemand von uns hatte an diese sehr seltene Komplikation gedacht. Schlimmer noch: Eine PML führte bei über 90 Prozent dieser HIV-negativen Patienten innerhalb von zwei Monaten nach der Diagnose zum Tod. Und eine spezifische Therapie gab es weder damals noch heute.

Natürlich versuchte mein ehemaliger Mentor auch jetzt, seine vielfältigen Kontakte zu nutzen, um Hilfe zu finden. Aber niemand wusste weiter. Viele Kollegen und Freunde haben sich damals von ihm entfernt, weil sie es nicht ertragen konnten, ihn so hilflos zu sehen. Er war ja immer der Macher gewesen, hat alle an die Wand getextet, war immer in Aktion gewesen und hatte die Probleme anderer gelöst. Doch er wurde von der Klinik nach Hause geschickt, weil außer der Gabe von Immunglobulinen keiner mehr eine Idee hatte, was man für ihn tun könnte. Er war frustriert und verzweifelt angesichts der rasch fortschreitenden Verschlechterung, aber aufgeben, das kam für ihn nicht in Frage. Er wollte kämpfen. Ich erinnere mich an mehrere Gespräche, die wir Anfang September 2010 bei ihm zu Hause führten: »Setze alle Hebel in Bewegung – ich unterschreibe dir alles! Lass uns bitte noch etwas versuchen, auch wenn die Chancen minimal sind. Ich will nicht hier sitzen und warten, bis ich sterbe!«

Das war sein Appell an mich, und ich war fest entschlossen, ihn nicht im Regen stehen zu lassen. Ich recherchierte im Internet und kontaktierte alle möglichen Experten. Dabei stieß ich zufällig auf einzelne Fallberichte, bei denen HIV-negative PML-Patienten experimentell mit dem Medikament Mefloquin behandelt worden waren, das normalerweise gegen Malaria eingesetzt wird. Einige wenige Patienten hatten mit diesem Medikament eine deutliche klinische Besserung erfahren. Aufgrund dieser Erfahrungen war eine entsprechende klinische Studie gestartet worden, deren abschließende Ergebnisse allerdings noch nicht vorlagen. Es handelte sich also um eine hochgradig experimentelle Behandlung mit zum Teil erheblichen Nebenwirkungen, doch eine Alternative hatten wir ja nicht.

Als ich ihm davon erzählte, war er sofort entschlossen, dass wir es bei ihm mit dieser Therapie versuchen. Mitte September 2010 haben wir dann mit einer Kombinationsbehandlung von Mefloquin und Mirtazapin, eigentlich ein Antidepressivum, von dem ebenfalls angenommen wurde, dass es die Infektion verlangsamen könnte, begonnen. Zu diesem Zeitpunkt, Ende September, Anfang Oktober 2010 war er nicht mehr bewegungsfähig und bettlägerig, fast blind und kaum mehr in der Lage, sich verständlich zu äußern.

Was dann geschah, erinnert ein wenig an den Film »Zeit des Erwachens«. Drei Wochen nach Beginn der Behandlung ließ sich im Liquor eine erheblich Abnahme der Viruslast feststellen. Weitere drei, vier Wochen später konnten wir eine deutliche klinische Besserung verzeichnen. Nach und nach kam das Sehvermögen zurück, die Stimme wurde kräftiger und verständlicher, und mit großem Einsatz ließ er sich wieder aus dem Bett mobilisieren und konnte bald mit Hilfe einige Schritte gehen! Die Freude war groß.

Doch leider setzten sich die enormen Fortschritte der ersten Wochen nicht fort. Im Gegenteil: Das längere, verständige Reden fiel ihm zunehmend schwerer und auch was die Mobilität anging, trat er im wahrsten Sinne des Wortes trotz enormer Ausdauer und großen Aufwands mehr und mehr auf der Stelle. Ein bitterer Rückschlag. Und zunehmend litt er unter den Nebenwirkungen der Medikamente. Vom Mirtazapin hatte er Alpträume bekommen, sodass er dieses Medikament zügig absetzte. Als dann im Verlauf seine Leberwerte schlechter wurden, entschied er sich Anfang 2011 dafür, auch die Therapie mit Mefloquin zu beenden.

»Warum schmeißt du etwas weg, was dir auf eine nicht zu erwartende Weise geholfen hat? Du weißt, dass es nichts anderes gibt – und wir wissen nicht, ob nicht doch noch mehr drin ist. Wenn du es jetzt absetzt, kann es eigentlich nur schlechter werden«, sagte ich zu ihm.

»Ich ertrage diese Nebenwirkungen nicht mehr!«, lautete seine Antwort.

Es fiel mir sehr schwer, diese Entscheidung zu verstehen und zu akzeptieren. Ich musste lernen, dass es für Arzt und Patient unterschiedliche Ziele geben kann. Dass ein Patient, mit dem man den Weg gemeinsam gegangen ist, auf einmal sagt: »Diese Therapie will ich nicht mehr!« Das musste ich akzeptieren und doch denke ich, dass dadurch etwas in unserer Beziehung kaputtgegangen ist.

Mittlerweile gibt es Hinweise darauf, dass es wohl unterschiedliche Verlaufsformen dieser Erkrankung gibt. Es wurde von einer Variante berichtet, die – wie bei meinem Mentor – hinsichtlich klinischer Symptome deutliche Parallelen zum Morbus Parkinson aufweist. 2011 war von einem japanischen PML-Patienten berichtet worden, dessen

Parkinson-ähnliche Beschwerden sich unter einer Mefloquin-Behandlung fast vollständig zurückgebildet hatten. Natürlich habe ich meinem Mentor davon berichtet. »Sollen wir nicht doch noch mal einen neuen Versuch starten?«, fragte ich ihn, aber er wollte es auf keinen Fall. Ich konnte das nicht nachvollziehen, gerade weil er ja immer so ein Kämpfer war und ist. Er war im weiteren Verlauf in einer neurologischen Klinik, wo man leider erfolglos versuchte, ihm mit Parkinson-Medikamenten zu helfen. Mittlerweile ist es allerdings sehr fraglich, ob nach so langer Zeit überhaupt noch Besserungen möglich sind. Anzunehmen ist leider eher, dass die Schäden mittlerweile chronisch geworden sind. Er befindet sich nun also im andauernden »Stadium der Defektheilung«.

Dass mein Mentor fast zehn Jahre nach seiner PML-Diagnose überhaupt noch am Leben ist, grenzt an ein Wunder. Heute lebt er in einem Pflegeheim 500 Meter vom Haus seiner Frau entfernt. Sein Zimmer hat er zu einer Art Sportstudio mit Laufband und Ergometer umgewandelt. Er macht Logopädie und Ergotherapie und kann sich mithilfe eines E-Mobils selbständig fortbewegen. Wie früher ist er sehr aktiv, vor allem im Internet, wo er seine Kontakte via Facebook pflegt. Sprechen kann er kaum. Nach wenigen Worten kippt seine Stimme, wird fistelig, und er ist kaum noch zu verstehen. Etwas helfen kann er sich mittels eines iPads mit Spracherkennung. Sein anderes großes Handicap bleibt, dass er allein allenfalls wenige Schritte laufen kann. Äußerlich wirkt er wie ein Patient mit einer fortgeschrittenen Parkinson-Erkrankung.

Doch hin und wieder blitzt der alte »Commander« auf. Immer noch setzt er sich ständig neue Herausforderungen und Ziele. So hatte er die Idee, mit Hilfe eines sogenannten Exoskeletts sein Laufvermögen zu trainieren. Dabei handelt es sich um Roboteranzüge, die ursprünglich für Patienten mit Rückenmarksverletzungen entwickelt worden waren, um damit das selbständige Laufen wieder zu erlernen. Da hat er bei verschiedenen Unikliniken Himmel und Hölle in Bewegung gesetzt, um sich für einen Therapieversuch zu qualifizieren. Und er hat es geschafft! Nur zeigte sich dann leider, dass er im alltäglichen Leben von diesem Roboteranzug kaum profitiert.

Das war er wieder, der »Commander«, wie ich ihn früher so oft erlebt hatte: Er setzt sich ein Ziel und erreicht es auch. Innerlich ist er im Grunde der Alte geblieben, auch wenn äußerlich leider nichts mehr so ist wie früher. Da ist er schwerbehindert, und ihm werden immer wieder Grenzen gesetzt, die er nur schwer akzeptieren kann.

Ist so ein Leben wirklich lebenswert? Diese Frage lässt mich nicht mehr los. Als ich sie gestellt habe, war die Antwort meines Mentors ein klares, unbedingtes Ja: »Denn nur so kann ich sehen, wie meine Tochter groß wird. Nur dafür hat sich alles gelohnt. Ich erkenne in ihr so viel von mir wieder. Dass ich das erleben darf, macht mein Leben lebenswert.« Zumindest mir gegenüber lässt er da keine Zweifel zu.

Man könnte seinen Fall sicher auf jedem Neurologenkongress als Erfolgsgeschichte präsentieren. »Wir haben diesen Mann vor dem sicheren Tod gerettet! Und jetzt schauen Sie selbst: Er fährt mit seinem E-Mobil auf die Bühne!« Beifall.

Tatsächlich gibt es wohl kaum einen anderen Patienten, der so lange mit dieser Erkrankung überlebt hat und dann auch noch sagt: »Damit, wo ich heute stehe, bin ich zufrieden!« Warum kann ich dann damit nicht zufrieden sein? Warum ist es für mich keine Erfolgsgeschichte, sondern eine Ja-Aber-Geschichte? Warum kann ich nicht ein wenig stolz sein und sagen: »Zu diesem Erfolg hast auch du einen Beitrag geleistet.«?

Doch, ich kann seinen Dank annehmen. Und ich glaube ihm, dass er alles geben will, um zu erleben, wie seine Tochter groß wird. Dass ihm das Lebenssinn genug ist. Ich bewundere ihn für seinen *fighting spirit* und weiß doch, dass ich nicht so leben könnte. Aber ich bemerke leider auch eine wachsende Distanz. Da ist etwas gekippt und sicher nicht nur, weil er die Therapie abgebrochen hat. Damals habe ich mich über Kollegen und sogenannte Experten geärgert und gefragt: »Warum lasst ihr ihn im Regen stehen?«

Den Vorwurf, dass ich nicht durchgehalten habe und ihm die Zuwendung gegeben habe, die er so verdient, muss ich mir selbst machen. Sicher nicht in der gleichen Form wie im Herbst 2010, wo ich beinahe täglich bei ihm war, aber doch beständig und zuverlässig. Heute ist es für mich ein beschwerlicher Angang, ihn im Pflegeheim zu besuchen. Ich finde es schlimm, ihn so zu sehen. So kommunizieren wir vor allem per Mail und auch das immer seltener.

Größer als seine Enttäuschung ist mein schlechtes Gewissen, das habe ich mittlerweile begriffen. Das Problem liegt nicht bei ihm, sondern bei mir. Nachdem der »Commander« diesen Text zur Korrektur gelesen hatte, schrieb er mir, dass er hofft, dass mir das Erzählen und Niederschreiben helfen wird. Und dann sollten wir mal wieder zusammen einen Kaffee trinken.

Er hat mich wohl doch noch nicht aufgegeben ...

»Gewalt –
das schleichende Gift
im Verborgenen«

**Die Neuropädiaterin und Chefärztin
Dr. Stephanie Boßerhoff**

- mag Menschen und glaubt an das Gute in ihnen,
- hat viel von ihren drei Kindern gelernt – vor allem auch für ihre Arbeit,
- kann keine Gewalt mehr im Fernsehen ertragen, weil sie die zu oft in ihrer Arbeit erlebt.

Eric war fünf, als er in unser Sozialpädiatrisches Zentrum (SPZ) kam, und er war 13, als es uns wie Schuppen von den Augen fiel: Auf einmal verstanden wir, warum unser sonst wirksames Therapieangebot bei ihm so wenig Erfolg gezeigt hatte.

Im Kindergarten war Eric der nicht zu bändigende Zappelphilipp, der die anderen Kinder ständig ärgerte. Der stämmige Junge mit dem blassen Gesicht zeigte die typischen ADHS-Symptome: motorische Unruhe, Konzentrationsschwierigkeiten, keine Impulskontrolle. Wenn es Streit gab, dann fast immer mit Eric. »Wenn Ihr Kind im nächsten Jahr in die Schule kommen soll, dann sollten Sie sich ans SPZ wenden«, sagte die Leiterin des Kindergartens zu den Eltern. So kam Frau Tietze mit Eric zu mir zum Erstgespräch.

Frau Tietze erzählt mir, dass Eric zwar ziemlich wibbelig sei, aber schließlich sei er nun mal ein Junge. »Und die anderen Kinder ärgern ihn immer. Dann wehrt er sich halt.«

»Wie erleben Sie Eric zu Hause?«

»Na ja, still sitzen kann er nicht. Er hat halt Hummeln im Hintern – das ist oft sehr anstrengend.«

»Häufig ist gerade das das Problem: ADHS-Kinder merken meist gar nicht, wenn sie andere provozieren«, versuche ich ihr zu erklären. »Und so kriegen sie auch nicht mit, wie der Streit entsteht. Sie haben dann immer das Gefühl: Die anderen Kinder haben doch angefangen! Ich habe mich nur gewehrt!«

»Aber trotzdem wird er gemobbt! Das ist eine Tatsache.«

Während unseres Gesprächs schaut sich Eric in meinem Büro um und untersucht das Spielzeug in der Spielecke.

Auf mich wirkt er eher verhuscht, wenn auch permanent in Bewegung. Seine Kleidung vom Discounter verrät, dass zu Hause gerechnet werden muss. Erics Vater ist Lagerarbeiter und Frau Tietze war Kassiererin bei Aldi, bevor die drei Kinder kamen. Da bleibt kein Spielraum für Extras.

»Um genauer zu untersuchen, wie ausgeprägt die ADHS-Symptome bei ihrem Sohn sind und wie überhaupt sein Entwicklungsstand ist, hätten wir die Möglichkeit, Eric und Sie für eine Woche in die Klinik aufzunehmen. Da würden wir verschiedene Untersuchungen und Tests machen und hätten dann eine gute Basis, um Ihrem Sohn zu helfen.«

»Ist es denn wirklich so schlimm, dass er in die Klinik muss?«, fragt Frau Tietze besorgt.

»Nein, von Müssen kann keine Rede sein. Aber der Aufenthalt könnte uns helfen, rasch die richtige Therapie für Eric zu finde und so verlieren wir keine Zeit vor der Schule.«

»Das klingt schon besser!« Frau Tietze verspricht, das mit ihrem Mann zu bereden.

Wenige Tage später teilt sie mir mit, dass auch ihr Mann einverstanden sei.

In der Klinik zeigen nicht nur die Tests, dass bei Eric eine starke ADHS-Symptomatik vorliegt – wir bekommen es auch zu spüren: Der Junge wirbelt durch die Gegend und kann kaum bei der Sache bleiben. Wir sehen, wie schwer es Frau Tietze fällt, ihm klare Grenzen zu setzen. Sie erzählt mir auch von ihren Problemen zu Hause: »Wir wohnen im Haus der Eltern meines Mannes. Die halten mich ohnehin für unfähig, meine Kinder richtig zu erziehen und mischen sich in alles ein. Schlimm ist vor allem Erics Großvater, vor dem haben die Kinder richtig Angst.«

»Schlägt er die Kinder?«

»Nein, das nun nicht. Obwohl er das am liebsten würde.«

»Frau Tietze, Sie wissen, dass Gewalt alles schlimmer macht. Vor allem auch bei ADHS.«

»Da brauchen Sie keine Sorge zu haben, meine Kinder werden nicht geschlagen.«

In der Klinik haben auch unsere Schwestern einen guten Eindruck von Frau Tietze. Sie sind besonders geschult, den Umgang von Mutter und Kind im Auge zu haben. Und natürlich bekommen sie mit, wenn die Mütter hauptsächlich draußen sind, um zu rauchen, sich die ganze Zeit mit ihrem Handy beschäftigen und wenig Interesse für ihre Kinder zeigen. Bei Frau Tietze erleben wir, dass sie wirklich um ihren Sohn bemüht ist.

Wir klären Frau Tietze über das Krankheitsbild auf und geben ihr Erziehungsstrategien an die Hand. Wichtig vor allem: konsequent Grenzen setzen und positiv bestärken. Schließlich tun Kinder das vermehrt, worauf die Aufmerksamkeit gelegt wird. Egal, ob positiv oder negativ. Da ADHS-Kinder für ihre Umgebung so anstrengend sind, bekommen sie vor allem Aufmerksamkeit, wenn sie provozieren oder unruhig sind: »Lass das! Jetzt bleib ruhig sitzen!« Wenn sie sich ruhig verhalten oder sich anstrengen, ihre Konzentration aufrecht zu erhalten, sind die Bezugspersonen meistens so erleichtert, dass sie ihre Aufmerksamkeit lieber woanders hinlenken. Was lernt also das Kind: Mist, jetzt benehme ich mich vernünftig und keinen interessiert das! Also versuchen wir den Eltern beizubringen, die Kinder besonders auch dann zu unterstützen, wenn sie das gewünschte Verhalten zeigen. Die Energie auf das Positive lenken. Das leuchtet auch Frau Tietze ein.

Da auch der IQ-Test von Eric normal ausfällt, steht seiner Einschulung nichts mehr im Wege.

Um Eric zusätzlich zu unterstützen, schlagen wir eine medikamentöse Therapie vor. »Die Medikamente werden ihm helfen, sich besser zu konzentrieren, aber sie ersetzen keine therapeutische Begleitung. Beides ist vor allem zusammen wirksam. Deswegen schlage ich vor, dass wir Eric von hier aus weiter begleiten.«

Frau Tietze ist einverstanden und wir bestimmen einen weiteren Termin, um dann zu besprechen, wie Eric in der Schule zurechtkommt.

Bei den nächsten Terminen zeigt sich, dass Eric der Einstieg in die Schule verhältnismäßig gut gelungen ist. Doch dann häufen sich die Beschwerden der Lehrer: Eric würde sich häufig prügeln und sei kaum zu bändigen.

Ich vereinbare mit Frau Tietze einen Termin für den späten Freitagnachmittag, sodass dieses Mal auch ihr Mann mitkommen kann. Ein untersetzter, stämmiger Mann, dem das Ganze ziemlich lästig zu sein scheint. »Er ist halt ein Junge und richtige Jungs wollen sich auch mal prügeln!«, meint er. Dann erzählt er mir, er sei früher auch so gewesen. »In der Schule bin ich auch schon mal ausgerastet und hab ein paar Stühle umgeschmissen.«

So, wie ich Herrn Tietze hier erlebe, kann ich mir gut vorstellen, dass er selber ADHSler war. Damit haben wir die genetische Komponente vermutlich geklärt, denn ADHS ist zu 80 Prozent genetisch bedingt, wobei die Ausprägungen sehr unterschiedlich sein können.

»Herr Tietze, Sie können sich also im Verhalten Ihres Sohnes gut wiederfinden?«

»Ja klar, ich hatte auch regelmäßig Ärger in der Schule.«

»Aber Sie wollen doch sicher auch, dass Ihr Sohn einen vernünftigen Schulabschluss macht?«

»Ja, schließlich ist er ja auch nicht blöd.«

»Genau! Und deswegen sollten wir uns doch alle zusammen bemühen, dass er den Anforderungen in der Schule gerecht werden kann.«

»Alles klar, und was soll ich da machen?«

Ich erkläre Herrn Tietze, wie wichtig es sei, dass auch er als Vater Zeit mit seinem Sohn verbringe. »Und geben Sie Eric immer wieder Rückmeldung, wenn er etwas gut macht.

Zwei Jahre später zieht Familie Tietze aus dem Haus der Großeltern aus. Frau Tietze ist erleichtert und auch Eric scheint der damit verbundene Schulwechsel gut zu tun. Endlich entspannt sich die Lage. Doch dann wiederholt sich auch hier das alte Schema: Prügeleien, Unverschämtheiten, genervte Lehrer. Die Schule droht mit Rauswurf.

Wir haben noch eine weitere Therapie-Möglichkeit, die ich den Eltern nahelege: »Was ich Ihnen noch anbieten kann, wäre ein achtwöchiger Aufenthalt in unserer Tagesklinik. Eric würde dort einen Erzieher bekommen, der sehr viel Erfahrung im Umgang mit ADHS-Kindern hat. Der würde sich dann nur um ihn und ein weiteres Kind kümmern.«

»Und was soll das bringen?«, fragt Herr Tietze.

»Das ist wie ein Übungsprogramm. Eric könnte dort unter Anleitung trainieren, sich besser zu kontrollieren, damit er nicht wegen jeder Kleinigkeit ausflippt.«

Das Ehepaar Tietze ist einverstanden, und da sich Frau Tietze nach einem Bandscheibenvorfall einer Operation unterziehen muss, kommt Herr Tietze in den folgenden

Wochen zu den Gesprächen in die Tagesklinik. Erics Bezugserzieher berichtet mir, dass Herr Tietze gut mitarbeiten würde.

Nach dem Aufenthalt in der Tagesklinik zeigt sich Eric tatsächlich bemüht, das in der Klinik Gelernte auch in der Schule umzusetzen. Und dennoch kommen ein paar Monate später wieder Beschwerden. Mittlerweile ist Eric 12 Jahre alt und schon längst wurde auch das Jugendamt eingeschaltet. Von dort wird eine sozialpädagogische Familienhelferin in die Familie geschickt. »Irgendwie habe ich immer das Gefühl, man kommt an diesen Jungen nicht wirklich ran«, berichtet mir die Familienhelferin. Dieses Gefühl kenne ich. Was ist da los? Warum zeigen alle unsere Maßnahmen so wenig erkennbaren Effekt?

Die Antwort erfahre ich ein halbes Jahr später: Frau Tietze erzählt mir, sie habe sich mittlerweile von ihrem Mann getrennt und sei mit den Kindern ausgezogen.

»Er hat mich und Eric regelmäßig geprügelt. All die Jahre lang. Und ich habe immer gehofft, es würde sich bessern. Vor allem nachdem wir von seinen Eltern weggezogen waren. Aber nichts hat sich gebessert.«

»Wir kennen uns jetzt so lange. Warum haben Sie mir das nie erzählt?«

»Weil ich gehofft habe, dass wir das allein hinkriegen. Und außerdem war mir das peinlich.«

Wie so oft war auch hier die Gewalt das schleichende Gift im Verborgenen. So lange es keine blauen Flecken oder gebrochene Knochen gibt, ist Gewalt nicht sichtbar. Und typischerweise hat auch Eric nie darüber gesprochen. Weder mir, noch den Schwestern in der Klinik, noch seiner Bezugserzieherin in der Tagesklinik gegenüber hat er je die geringsten Andeutungen gemacht. Und auch das ist typisch, denn Kinder wissen zwar, dass es nicht in Ordnung ist, wenn sie von ihren Eltern geprügelt werden, aber sie lieben sie trotzdem. Sie wollen loyal sein.

Die Auswirkungen häuslicher Gewalt sind verheerend, nicht zuletzt bei ADHS. Denn für die Ausprägung dieser Krankheit spielt es eine sehr große Rolle, wie es dem Betreffenden emotional geht. Lebt er in einer liebevollen Umgebung oder in einer von Gewalt geprägten? Tut er etwas, was ihm Spaß macht oder fühlt er sich ständig unter Druck gesetzt? Unsere Erfahrung ist, dass wir jedes ADHS-Kind, das in einer liebevollen häuslichen Umgebung lebt, mit unseren Maßnahmen gut behandeln können. Durch Beratung der Eltern und Lehrer, durch Verhaltenstherapie und Medikamente schaffen wir es, dass die Kinder und Jugendlichen die Schule und den Freizeitbereich, sowie den Umgang in ihrer Peergroup gut bewältigen können. All diese Therapien hatte auch Eric bekommen und doch hörten seine Schwierigkeiten nicht auf.

Es besserte sich deutlich, als die Mutter sich vom Vater trennte. In der Schule konnte er sich besser konzentrieren und es gab keine Prügeleien mehr. Sogar die Medikamente konnten wir nun langsam ausschleichen.

Die Geschichte von Eric hat mir wieder einmal die schrecklichen Folgen häuslicher Gewalt deutlich gemacht. Und sie zeigt eben auch, wie schwierig es oftmals ist, hinter die Kulissen zu schauen. Denn was können wir tun, wenn es keine Anzeichen äußerer Gewaltanwendung gibt und keiner darüber spricht? Und leider gibt es dann noch die Fälle, in denen die Kinder zwar reden, man ihnen aber nicht glaubt.

Auf unserer Station hatten wir drei Brüder zwischen fünf und neun Jahren. Sie waren der Schrecken des ganzen Hauses: Die drei tobten über die Flure, zerstörten Spielsachen und ließen sich von keinem Pfleger, von keiner Schwester etwas sagen. Das war so schlimm, dass die Schwestern nach der Woche sagten: »Liebe Frau Boßerhoff, wenn Sie diese Jungs noch mal einbestellen, dann kündigen wir!« Am Ende der Woche habe ich dann für mein genervtes Personal Kuchen mitgebracht, woraus das geflügelte Wort der »Kuchenwoche« entstand. Wenn es also wieder mal schlimm zuging, war das eine »Kuchenwoche«.

Diese drei Jungen lebten bei ihrer Mutter, der Vater hatte wegen wiederholten Gewalttätigkeiten ein Kontaktverbot. Doch bei uns berichteten die Jungen während der emotionalen Diagnostik, dass der Vater weiter in die Familie käme und sie von ihm geschlagen würden. Wir haben eine Helferkonferenz durchgeführt und mit dem Jugendamt gesprochen. Die dortige Familienhelferin sagte uns: »Das haben diese Jungen mir auch erzählt, aber ich glaube denen nicht.« Wir konnten nichts tun, denn schließlich liegt die Kontrollbefugnis allein beim Jugendamt.

Acht Wochen später hörten wir dann, dass einer der Jungen das Bett seines Bruders angezündet hatte. Dann endlich sah sich auch das Jugendamt zum Handeln veranlasst und nahm diese Kinder aus der Familie. Der Junge musste also zu so drastischen Mitteln greifen! Im Nachhinein ist mir dadurch noch klarer geworden, dass die massiven Verhaltensauffälligkeiten der Jungen auf unserer Station nichts anderes waren als Hilferufe. Unsere Erfahrung bestätigt, dass Kinder, die über jedes Maß hinaus schreien, aggressiv und oppositionell sind, fast immer zu Hause Gewalt erfahren haben – emotional oder körperlich.

In unserer Einrichtung sind wir zunehmend mit Fällen häuslicher Gewalt konfrontiert. Das liegt sicher auch daran, dass die Armut zunimmt. Armut und Kindeswohlgefährdung hängen eng zusammen, denn Armut ist einer der Faktoren, die Gewalt begünstigen. Das Problem ist, dass zwei Drittel der Kinder, die unter solchen Bedingungen groß werden, genau dort wieder landen. Gewalt erzeugt neue Gewalt.

Weil wir in der Klinik Tag für Tag mit diesen Fällen konfrontiert sind, wissen wir, wie schlimm es gerade für Kinder aus solchen prekären Verhältnissen ist, dass Kindergärten und Schulen nun schon seit Wochen wegen Corona geschlossen sind. Uns treibt die Sorge um, dass deshalb die Fälle häuslicher Gewalt noch weiter in die Höhe schnellen.

Sicher bin ich durch diese Erfahrungen dünnhäutiger geworden. Gewalt im Fernsehen kann ich nicht mehr ertragen. Früher war der »Tatort« für mich kein Problem, doch heute kann ich solche Filme nicht mehr anschauen, weil meine Patienten ähnlich Schlimmes erlebt haben. Meinen Kolleginnen geht es ähnlich; wir schauen sonntags lieber Rosamunde Pilcher oder »Wunderschön«.

»Wir können durchaus über Hoffnung sprechen«

Der Palliativmediziner
Prof. Dr. Friedemann Nauck

- plädiert für einen ehrlichen Umgang mit den Patienten,
- ist neugierig auf die Welt und gesellschaftspolitisch engagiert für Gerechtigkeit,
- erlebt seine Patienten immer wieder als Lehrmeister, mit denen er sich weiterentwickeln kann.

»Guck dir doch mal meine Rippen an ... Da kannste doch Klavier drauf spielen! Das wird doch nichts mehr?!«

Mir schossen die Tränen in die Augen und ich stammelte: »Ich weiß es doch auch nicht. Ich bin ja nur Krankenpflegeschüler ...«

1973, der Patient – deutlich abgemagert, blass, tiefe Ringe unter den Augen, kahler Schädel – war genauso alt wie ich: 18 Jahre. Heute würde ich sagen: Er war vom Tod gezeichnet, damals hatte ich noch kaum Schwerkranke und Sterbende gesehen. Ich war froh, dass ich ihm wenigstens durch das Waschen und die Pflege seiner Haut noch etwas Gutes tun konnte. Doch seine Frage, die mehr eine Feststellung war, hat sich für immer bei mir eingebrannt: »Das wird doch nichts mehr?!« Seine Worte haben mich emotional überwältigt. Ich wollte doch Krankenpfleger werden, um Patienten dabei zu helfen, wieder gesund zu werden. Und nun war ich zum ersten Mal mit Tod und Sterben konfrontiert.

Schon ein paar Tage zuvor hatte der junge Mann bei der Arztvisite gefragt: »Was wird jetzt aus mir? Das dauert alles schon so lange ... Werde ich wieder gesund?«

»Wir tun, was wir können«, sagte der Oberarzt. »Vor allem dürfen Sie jetzt nicht die Geduld verlieren«.

Ich war irritiert; der Oberarzt war dem Patienten die ganze Wahrheit schuldig geblieben. Es war für mich unvorstellbar, dass ein Arzt nicht die ganze Wahrheit sagen würde. Natürlich konnte ich als Krankenpflegeschüler nicht wirklich beurteilen, wie es medizinisch um diesen jungen Krebspatienten bestellt war, aber was alle auf der Station sagten, hatte auch ich gehört: Das ist der nächste, der sterben wird!

Das Wort »austherapiert« gehörte zu jener Zeit, so glaube ich, noch nicht zum Wortschatz der Medizin. Mein Gefühl war, das man immer weiter machte – bis zum bitteren Ende. Und vor allem sprach man nicht über Sterben und Tod mit den Patienten. Die Themen Tod und Sterben wurden meist tabuisiert. Und auch auf das Angebot bzw. die Nachfrage des jungen Patienten wurde nicht eingegangen. Aus Angst oder Feigheit, aus Selbstschutz oder vielleicht auch aus Fürsorge dem Patienten gegenüber oder ganz einfach aus Unkenntnis im Umgang mit diesen Fragen und Themen?

Es war die Zeit, in der Autonomie und Selbstbestimmung des Patienten in der Medizin nicht deutlich thematisiert wurden. Der Arzt sagte, was zu tun ist. Patienten wurden, wenn ich mich recht erinnere, selten oder gar nicht gefragt, was sie über die angebotene Behandlung denken. Und es galt die Maxime des 1762 geborenen Arztes und Philosophen Christoph Wilhelm Hufeland: »Den Tod verkünden, heißt Tod geben.« Doch welche Hoffnung sollte das für diesen jungen Mann sein, der dann innerhalb von zehn Tagen auf der Station verstarb? Gibt es wirklich Hoffnung am Ende des Lebens? Mir kam das sehr befremdlich vor.

Schlimm fand ich auch, wie viele Schmerzen Schwerkranke immer wieder erleiden mussten. Nicht selten ging das Drehen und Betten eines Patienten in eine andere Liegeposition mit Schmerzäußerungen oder zumindest Stöhnen einher, weil wir als Pflegende keine Schmerzmittel einsetzen sollten oder durften. Morphium in Tablettenform und dann auch noch mit langer Wirkdauer gab es in den 1970er-Jahren noch nicht. Ich habe damals den Chefarzt der Anästhesie immer wieder gebeten, er möge doch Schmerzmittel verordnen, damit wir den Patienten z. B. die Pflege erleichtern könnten. Doch er meinte nur:»Herr Nauck, wenn Sie etwas verändern wollen, dann müssen Sie selber Arzt werden ...«

Das habe ich mir dann tatsächlich zu Herzen genommen. Ich machte also auf dem zweiten Bildungsweg Abitur und wurde Arzt; während des Medizinstudiums arbeitete ich bis zum Staatsexamen weiter als Krankenpfleger.

Immer wieder musste ich an den jungen Patienten und an seine Frage denken:»Was wird jetzt aus mir?« Nach allem, was ich als Krankenpfleger erlebt hatte, fand ich es an der Zeit, dass wir in den Krankenhäusern einen anderen Umgang mit Tod und Sterben finden.

Und damit war ich nicht allein. 1983 wurde mit Unterstützung von Dr. Mildred Scheel die erste»Station für palliative Therapie« in Deutschland eingerichtet. In dieser Zeit war ich in Bonn als Anästhesist tätig, wo wir 1985 die Arbeitsgruppe»Zuhause sterben« gründeten. Aus Oxford, wo ich 1988 und 1989 in einem Hospiz mitarbeiten durfte, konnte ich sehr viel für meine künftige Arbeit als Arzt in der Palliativmedizin mitnehmen. 1990 wurde schließlich durch meinen damaligen Chefarzt der Anästhesie in Bonn die zweite Palliativstation in Deutschland eröffnet, wo ich dann als Arzt tätig war. Als Anästhesist und Intensivmediziner war es mir besonders wichtig, die Möglichkeiten der Schmerzmedizin mitzugestalten. In dieser Zeit kamen die ersten retardierten Opioide auf den Markt, die wir einsetzen konnten. Endlich konnten wir schwerkranken Patienten durch die Einnahme dieser Medikamente mehr Lebensqualität ermöglichen.

Das Wort »austherapiert« wird glücklicherweise immer seltener verwendet. Denn für die Patienten, für die eine weitere z. B. onkologische Behandlung nicht zielführend und hilfreich ist und vielleicht sogar mehr schadet als nutzt, bietet die Palliativmedizin ein umfassendes Behandlungskonzept an, mit dem wir ihnen auf der körperlichen und seelischen Ebene helfen können, genauso wie im sozialen und spirituellen Bereich.

Dies wird durch ein multiprofessionelles Team mit Ärzten, Pflegenden und Physiotherapeuten, sowie einer Psychologin, einer Sozialarbeiterin, einer Musiktherapeutin und einer Seelsorgerin ermöglicht. Der große Vorteil eines solchen Teams ist, dass so auch der Patient wählen kann, wem er sich wirklich anvertrauen will. Unsere Frage lautet also immer: Wer im Team tut dem Patienten gut? Nicht selten sind das die Pflegenden, die durch ihre pflegerischen Maßnahmen eine große körperliche Nähe zu den Patienten haben.

Wir sind als Team nur dann stark, wenn jeder von uns auch die Größe hat, zurückzutreten, wenn er spürt: Ich bin für diesen Patienten nicht der Richtige. So kam vor kurzem mein Stationsarzt auf der Palliativstation zu mir und sagte: »Ich glaube, es wäre gut, wenn Sie mal zur Frau Blum gehen könnten. Ich habe das Gefühl, dass sie mit mir nicht so gut zurechtkommt. Ich bin genauso alt wie die Patientin. Aber ich könnte mir vorstellen, dass Sie mit Ihrer Erfahrung und in Ihrem Alter einen anderen Zugang zu ihr finden.«

So besuchte ich die schwerkranke Patientin.

»Wissen Sie«, sagte sie, »ich hatte immer Angst, 40 Jahre alt zu werden. Jetzt bin ich 38 und wünsche mir nichts sehnlicher, als dieses Alter zu erreichen. Doch ich habe nicht einmal mehr die Kraft, allein zur Toilette zu gehen.«

Wir sprachen über Prioritäten, Dinge, die momentan für Frau Blum am wichtigsten waren, auch über die weiteren Behandlungsoptionen ihrer weit fortgeschrittenen unheilbaren Erkrankung. Im Verlauf des Gespräches äußerte die Patientin, dass ihre 13-jährige Tochter und ihre Schwester für sie an erster Stelle stehen. Wie soll man einem 13-jährigen Mädchen die Gedanken der schwerstkranken Mutter erklären? »Meine Tochter soll meine Stimme in Erinnerung behalten«, wünschte sich Frau Blum. »Ich habe alles im Kopf, was mir für die Zukunft meiner Tochter wichtig ist«, fügte sie an. So wurde vereinbart, ihre Gedanken und Wünsche an die Tochter per Audio aufzunehmen und diese damit für ihre Tochter festzuhalten.

Eine andere Belastung für die Patientin war das noch ungeregelte Sorgerecht für die Tochter. Der Ehemann und Vater des Kindes hatte die Patientin kurz nach der Diagnose der Krebserkrankung verlassen und nur wenig Kontakt zu seinem Kind gehalten. Sollte die Tochter dennoch beim getrenntlebenden Vater aufwachsen ...? Frau Blum dachte darüber nach, ob sie das überhaupt zulassen kann oder ob sie die Kraft hat, ihrer Tochter zu sagen: »Was er mir angetan hat, hat er nicht dir angetan.« Die Frage des Sorgerechts konnte die Patientin zwei Tage später ganz in Ruhe gemeinsam mit ihrer Schwester und unserer Sozialarbeiterin klären.

Bereits nach 15 Minuten Gespräch war die Patientin sehr müde und erschöpft, nicht zuletzt durch die bestehende Blutarmut und das Wasser in ihrem Bauch, das sich durch ihre Krebserkrankung dort angesammelt hatte und sie schwer atmen ließ. Auch über ihre Angst zu ersticken haben wir gesprochen und über die Möglichkeiten der Erleichterung dieser belastenden Symptome durch Medikamente. Thema war zudem, dass ein kleiner Eingriff, durch den das Wasser abgelassen werden sollte, um das Zwerchfell zu entlasten und den Druck im Bauchraum zu nehmen, ihr helfen würde, wieder besser atmen zu können. In diesem Zusammenhang konnten wir auch sehr offen über ihre Ängste vor dem Sterben sprechen. Dabei sagte Frau Blum mit leiser Stimme: »Eigentlich habe ich ja keine Angst mehr vor dem Tod. Aber ich habe Angst vor dem Sterben und große Angst zu ersticken.« Diese Ängste konnte ich der Patientin in unserem Gespräch ein wenig nehmen.

Frau Blum wirkte erschöpft, aber auch erleichtert. Am Ende des Gesprächs meinte sie: »Mir ist es im Moment zu viel mit all dem Besuch von meiner Familie ...« Die zahlreichen und von der Patientin als zu belastend erlebten Besuche von Familie und Freunden regelten wir, indem wir ein Schild an der Türe des Krankenzimmers von außen befestigen: »Liebe Besucher, ich brauche ein wenig Zeit für mich. Bitte melden Sie sich im Stationszimmer.«

Dort lag für Frau Blum eine Kladde, in der Besucher ihre Wünsche und Gedanken niederschreiben konnten. Abends waren bereits erste Wünsche und Gedanken für sie eingetroffen, und die Nachtschwester hatte sie Frau Blum zweimal vorgelesen. Auch diese gedankliche Unterstützung gab ihr Kraft. Ich konnte mit der Schwester der Patienten, der sie sehr vertraute, ausführlicher sprechen. Für die Schwester war es darüber hinaus sehr entlastend, dass sie auf der Palliativstation Kontakt mit unserer Psychoonkologin hatte, um ihre eigenen Sorgen und Ängste zu teilen.

»Redet nicht über den Tod, denn Ihr dürft den Patienten nicht die Hoffnung nehmen«, hieß es noch in den 1970er-Jahren. Dank der Palliativmedizin habe ich gelernt, dass wir durchaus über Hoffnung sprechen können, aber eben über eine realistische Hoffnung: Die Hoffnung auf einen

Tag ohne Schmerzen, auf eine gute Nacht, auf den Besuch eines geliebten Menschen. Hoffnung muss gar nicht auf das Überleben zielen, sie kann den kleinen Dingen des Lebens gelten, die auf einmal große Bedeutung bekommen. Wenn mir ein Patient mit einer rasant fortschreitenden Krebserkrankung sagt:»Ich wünschte mir, ich wäre wieder gesund!« Dann kann ich ihm heute sagen:»Wissen Sie, wir werden Sie körperlich nicht gesundmachen können, aber wir werden alles dafür tun, dass Ihr Geist heil bleibt.« Damit meine ich:»Wir unterstützen Sie mit dieser Krankheit zu leben, so lange und so gut wie möglich, mit möglichst wenigen belastenden Symptomen, sodass Sie auch noch Schönes in der letzten Lebenszeit wahrnehmen können.« Denn wer permanent Schmerzen hat, will nur noch sterben. Doch wir verfügen mittlerweile über viele Möglichkeiten, Schmerzen und andere belastenden Symptome einer zum Tode führenden Erkrankung zu lindern und Patienten und deren Angehörigen und Freunden zu helfen, mit der Erkrankung, den Fragen nach Tod und Sterben und der Trauer umzugehen. Sodass man auch am Ende des Lebens nicht sagen muss:»Es ist doch alles furchtbar!« Sondern wir immer wieder auch darauf schauen:»Was kann auch jetzt noch – trotz der schweren Erkrankung – schön sein?«

Für Frau Blum waren es die Botschaften und lieben Gedanken, die ihre Besucher ihr in die Kladde geschrieben haben und die Erleichterung, nach dem Eingriff wieder besser atmen zu können. Die Erleichterung zu wissen, dass das Sorgerecht für ihre Tochter in einer offenen Aussprache mit dem Vater des Kindes im Sinne aller geregelt werden konnte. Dass sie hier auf der Palliativstation die Ruhe bekommen konnte, die sie so sehr brauchte. Dass sie jetzt Dinge an andere delegieren konnte, die nun Wichtiges für sie regeln und klären konnten. Und zu vertrauen, dass sie keinem qualvollen Tod entgegengehen würde.

In der Palliativmedizin machen wir die Erfahrung, dass Patienten manchmal länger leben, als von Kolleginnen und Kollegen aus der Intensivmedizin oder Onkologie erwartet und vorhergesagt wurde. Ein Mensch, der sich angenommen und verstanden fühlt und der wirklich sagen kann, was ihn belastet und was er sich wünscht, kann so auch ganz neue Kräfte mobilisieren. Wir müssen ihm nur zuhören, dann werden wir erfahren, was er jetzt wirklich braucht.

Das war das Tragische bei dem jungen Mann, dem ich damals als Krankenpfleger begegnet bin. Er wollte ja reden, weil er innerlich spürte, wie es um ihn steht. Ich glaube, dass er mit seinen 18 Jahren viel weiter war als alle um ihn herum, einschließlich seiner behandelnden Ärzte. Doch keiner wollte oder konnte ihm zuhören und ihm auf seine Fragen Antworten geben. Stattdessen wurde er vertröstet.

Meine Patienten waren und sind für mich immens wichtige Lehrmeister. Und am Anfang steht dieser junge Mann, dessen Gesicht ich nicht vergessen werde. Durch ihn habe ich etwas Wichtiges verstanden: Höre deinem Patienten gut zu und sei ehrlich! Sei ehrlich in dem, was du sagst und überlege immer sehr sorgfältig, was und wie du es sagst.

»Ein starkes Signal ist der Schmerz«

Der Orthopäde
Dr. Philipp Traut

- hat zunächst Sport studiert, schrieb seine Diplomarbeit über Sportmedizin und kam so in Kontakt mit der Medizin,
- hat durch seine Patienten gelernt, dass seelische Probleme zu körperlichen Heilungsstörungen führen können,
- freut sich, dass er sich heute Zeit für seine Patienten nehmen kann: »Ich mache nur noch Stundentermine. Das ist ein Luxus!«

»Gibt es außer dem Problem mit Ihrem Knie noch etwas anderes, was Ihnen schlaflose Nächte bereitet?«

Rechtsanwalt Ludwig Franke ist zum ersten Mal in meiner Praxis. Mit seinen 63 Jahren ist er immer noch eine sportliche Erscheinung, wenn da nicht die Probleme mit seinem rechten Bein wären. Nach dem Einsatz des künstlichen Kniegelenks kann er das Bein nur noch unter Schmerzen beugen. An Fahrradfahren ist nicht mehr zu denken.

»Und dabei hatte mir der Operateur gesagt: ›In sechs Wochen werden Sie Ihr Knie gar nicht mehr bemerken!‹ Von wegen! Alles ist schlimmer als vorher.«

Bei der Untersuchung stelle ich fest, dass es an der Gelenkmechanik nicht liegen kann, die ist einwandfrei. Die Mechanik ist in der Orthopädie das Wichtigste, sie muss stimmen. Aber manchmal gibt es eben trotzdem Probleme, und viele ratlose Orthopäden schicken ihre Patienten zu mir.

»Sie meinen, was mir Sorgen macht?«, fragt er verwundert.

Ich nicke ihm aufmunternd zu.

»Wirkliche Sorgen macht mir meine Tochter. Mit 22 Jahren ist sie unsere Jüngste. Leider hat sie in Berlin die falschen Leute getroffen.« Herr Franke schüttelt den Kopf und muss schlucken. »Drogen. Sie ist drogenabhängig. Es ist ein Alptraum! Aber was hat das mit meinem Knie zu tun?«

»Seelischer Stress kann durchaus ein Grund dafür sein, dass Ihr Knie nicht gut wird. Sehen Sie, das neue Kniegelenk funktioniert einwandfrei. Insofern war die Operation ein Erfolg. Das Problem ist die ausbleibende Heilung. Unser Körper steuert seine Heilungsprozesse über das vegetative Nervensystem. Wenn uns aber schlimme Sorgen umtreiben, dann gerät unser Nervensystem aus dem Gleichgewicht und es können Heilungsstörungen auftreten. Man nennt das Arthofibrose: Eine starke Vermehrung des Bindegewebes um das Gelenk herum, die zu schmerzhaften Bewegungseinschränkungen führt.«

»Sie meinen, weil ich Stress mit meiner Tochter habe, hat sich an meinem neuen Knie dieses Gewebe gebildet?«

»Ganz so einfach ist es natürlich nicht. Aber das kann durchaus ein Faktor sein, den wir ernst nehmen müssen. Mittlerweile gibt es eine Reihe von Studien, die belegen, dass seelischer Stress die zellulären und biochemischen Vorgänge während des Heilungsprozesses negativ beeinflussen.«

»Ich dachte eigentlich, ich bin hier beim Orthopäden und nicht beim Psychotherapeuten.« Herr Franke lächelt leicht spöttisch.

»Ja, ich weiß, das ist ungewöhnlich. Nur habe ich in meiner langjährigen Tätigkeit in der Reha-Klinik hier in Bad Oeynhausen immer wieder die Erfahrung gemacht, dass emotionaler Stress auch bei orthopädischen Probleme eine Rolle spielen kann.«

Meine frühere Tätigkeit in der Klinik hatte mich dazu geführt, mich vertieft mit der seelischen Verfassung meiner Patienten zu beschäftigen. Bei bestimmten Patienten mussten wir immer wieder feststellen, dass unsere sonst wirksame Therapie bei ihnen keinen Erfolg zeigte. Es waren Patienten wie der LKW-Fahrer nach einem schweren Auffahrunfall: Benzin war ausgelaufen, das Fahrzeug fing Feuer, die Flammen loderten und der Mann war eingeklemmt im Fahrersitz wie in einem Käfig. Er hatte panische Angst, bei lebendigem Leib zu verbrennen. Erst im letzten Moment konnte ihn die Feuerwehr befreien. Das sind Bilder, die wird man nicht mehr los. Sein kleinstes Problem war sein zertrümmertes Knie, weit schlimmer waren die wiederkehrenden Alpträume, Flashbacks und Panikattacken. Man nennt das Posttraumatisches Belastungssyndrom. Das führte dazu, dass er seinen Beruf nicht mehr ausüben konnte. Deshalb kam er zu uns zur Rehabilitation in die Neurologie, wo es eine auf Traumapatienten spezialisierte Abteilung gibt.

Da er infolge des Unfalls ein neues Kniegelenk bekommen hatte, wurde der Patient auch mir konsiliarisch vorgestellt. Ähnlich wie bei Herrn Franke war auch bei ihm eine deutliche Arthofibrose feststellbar. Nur mit großer Mühe konnte er das neue Gelenk bewegen. Wir haben dann versucht, das Knie nach dem üblichen physiotherapeutischen Schema zu mobilisieren. Doch obwohl der Patient fast drei Monate in der Klinik war, konnten wir seine Mobilität nicht so weit verbessern, dass er zufrieden sein konnte.

Ähnliche Erfahrungen machten wir mit Bundeswehrsoldaten, die wegen traumatischer Kriegserfahrungen in Afghanistan in die Klinik kamen. Wiesen sie Gelenkverletzungen oder Knochenbrüche auf, kam es deutlich häufiger zu Heilungsstörungen. Auch da mussten wir feststellen, dass unsere Mobilisierungstherapie keinen Erfolg hatte.

Die Frage war also: Warum funktioniert bei ihnen nicht, was bei »normalen Patienten« in der Regel wirkt? Bei Patienten ohne traumatische Erfahrungen kommt es allenfalls in fünf bis zehn Prozent der Fälle nach einer Knie-TEP zu Heilungsstörungen, bei den Trauma-Patienten waren diese Störungen dagegen die Regel. Es lag somit auf der Hand, dass die seelische Situation eine wichtige Rolle spielt, unklar waren jedoch die Zusammenhänge im Einzelnen.

Um die Zusammenhänge zu verstehen, kam mir ein Zufall zur Hilfe. Ebenfalls hier in Bad Oeynhausen gibt es ein großes Herzzentrum, in dem auch viele Herz- und Lungentransplantationen gemacht werden. In diesem Institut gab es bereits seit 1990 ein Fibrose-Forschungszentrum, da solche Fibrosen bei Transplantationen immer wieder auftreten. Obwohl unsere Kliniken nur 500 Meter auseinanderliegen, wussten wir nichts von dieser Forschung. Dann bekam die Klinik einen neuen Chefarzt und wir luden ihn im Ärzteverein zu einem Vortrag über die Fibroseforschung ein. Da bin ich natürlich sofort neugierig geworden und habe Kontakt zu dem Kollegen aufgenommen.

Das war vor zehn Jahren. Bald konnten wir dann eigene Studien durchführen. Und dabei zeigte sich ein wichtiges Ergebnis, was meine ganze spätere Tätigkeit geprägt hat: Dass die Fibroblasten, die die Heilungsprozesse steuern, mechanisch sensibel sind. Wenn man sie mechanisch irritiert, dann vermehren sie sich stark und dann können sie auch innerhalb des Heilungsprozesses nicht mehr im normalen Rahmen absterben. Diese starke Vermehrung des Bindegewebes führt zu einer schmerzhaften Bewegungseinschränkung, da dieses Gewebe auch in sehr kurzer Zeit mit Schmerznerven versorgt wird.

Somit war klar, warum unsere übliche Bewegungstherapie bei diesen Patienten nicht funktionierte: Wir haben versucht, die Gelenke mit Dehnübungen zu mobilisieren und genau das führte zu der starken Vermehrung des Zell- und Bindegewebes, die dann die Bewegung immer schmerzhafter machte. Es war ein Teufelskreis.

Welche Rolle emotionaler Stress bei dieser krankhaften Vermehrung des Bindegewebes spielt, war jedoch immer noch nicht klar. Doch 2015 gab es Studien, die zeigten, dass Stresshormone die Fibroblasten empfindlicher für mechanischen Stress machen. Im Weiteren konnten wir auch in der Zellkultur nachweisen, dass Stresshormone zu einer starken Vermehrung der Fibroblasten führen. Diese Ergebnisse decken sich mit einer amerikanisch-ungarischen Studie mit Depressionspatienten. Dort wurde nachgewiesen, dass emotionaler Stress sich bis in den zellulären Bereich bemerkbar macht: Der Stoffwechsel der Fibroblasten, die für den Heilungsprozess zuständig sind, wird verändert.

Die Seele kann den Körper also bis in den zellulären Bereich verändern. Obwohl ich aufgrund der Erfahrung mit traumatisierten Patienten bereits wusste, dass emotionale Faktoren eine Rolle spielen müssen, war ich doch überrascht, dass sich diese Veränderungen bis in den zellulären Stoffwechsel hinein nachweisen lassen.

Auf dieser Grundlage haben wir ein neues Behandlungsmodell entwickelt, bei der auch fachkundige psychologische Hilfe eine wichtige Rolle spielt. Was die orthopädische Seite angeht, versuchen wir nicht mehr, das versteifte Gelenk zu mobilisieren. Wir verzichten vollkommen auf mechanischen Stress und gehen weg von der Vorstellung, das Problem müsse mechanisch gelöst werden. Das Ziel ist es, dem Körper zu helfen, das störende Gewebe wieder abzubauen, dann wird das Kniegelenk von selbst beweglich.

»Und ich dachte, ich hätte zu wenig trainiert, obwohl ich – trotz der Schmerzen – jeden Tag meine Übungen gemacht habe. Bei meinem Nachbarn hat das ja auch funktioniert. Er ist zehn Jahre älter und hatte letztes Jahr die gleiche OP. Nach sechs Wochen konnte er schon wieder Radfahren. Er hatte überhaupt keine Probleme«, sagt Herr Franke.

»Das ist in der Regel auch der normale Verlauf. Wenn aber eine Heilungsstörung auftritt, ist das sonst übliche Training Gift. Dann geht es darum den Körper zu beruhigen und emotionalen Stress abzubauen.«

»Aber was heißt das jetzt für mich? Werde ich erst wieder gesund, wenn meine Tochter keine Drogen mehr nimmt?«
»Nein, aber es heißt, dass wir die emotionalen Faktoren mitberücksichtigen sollten. Wie gesagt, unser Ziel ist nun, den Körper zu beruhigen. Dafür brauchen wir die richtige Physiotherapie mit angenehmen Körpererfahrungen. Daher empfehle ich Lymphdrainage, Massage und osteopathische Behandlung. Tun Sie sich etwas Gutes! So wie man ein Kind streichelt, das sich verletzt hat, so können auch Sie jetzt eine Streicheleinheit gebrauchen!«

»Das hört sich gut an!« Ein Lächeln geht über sein Gesicht. »Ich wollte schon gar nicht mehr zur Physiotherapie, weil es immer so weh tut.«

»Ganz wichtig: Ihr Physiotherapeut darf nicht mehr an Ihr Knie! Bewegen dürfen nur Sie es, denn Sie sind der Einzige, der merkt, wann es weh tut. Lieber nichts machen, als viel falsch! Stattdessen sollte er Sie mit Körpertherapien behandeln: Fußreflexmassagen, Rücken- oder Bindegewebsmassagen. All das wird den Körper beruhigen.«

»Wie lange wird das wohl dauern? Ich brauche meinen Sport als Ausgleich zum Beruf – werde ich überhaupt wieder Radfahren können?«

»In dieser Hinsicht kann ich Sie wirklich gut verstehen, ich bin auch ein Bewegungsmensch. Wir können zuversichtlich sein: Zum Glück liegt Ihre Operation noch nicht lange zurück. Wenn wir jetzt die Therapie umstellen, wird es Ihnen in sechs bis acht Wochen deutlich besser gehen.«

»Ich hatte schon die Befürchtung, es würde so bleiben.« Herr Franke war sichtlich erleichtert.

»Nein, die Sorge müssen Sie nicht haben. Wenn diese Störungen früh behandelt werden, gehen sie in der Regel auch schnell wieder weg. Etwas Geduld müssen Sie natürlich schon mitbringen und ganz wichtig: Lernen Sie auf Ihren Körper zu hören!«

»Wie kann ich das lernen?«

»Der Körper sendet uns Signale, die sollten wir wahrnehmen. Ein starkes Signal ist der Schmerz: Wenn eine Behandlung schmerzhaft ist, so ist es in diesem Moment nicht die richtige. Ganz einfach. Und umgekehrt signalisiert uns der Körper auch, was ihm gut tut. Jetzt sollten Sie Ihrem Körper ein Wohlfühlprogramm zukommen lassen.«

»Doch wenn es wieder Stress mit meiner Tochter gibt, wird es schwierig mit dem Wohlfühlen«, meinte Herr Franke.

»Ja, das stimmt. Deswegen ist es vielleicht eine Überlegung wert, ob Sie sich jetzt nicht auch psychologische Unterstützung holen sollten. Es gibt mittlerweile auch sehr gute Entspannungstechniken, die Körper und Seele helfen.«

»Ja, darüber habe ich auch schon nachgedacht.«

Abschließend gebe ich Herrn Franke meinen Arztbrief mit den Therapievorschlägen.

Als ich Herrn Franke ein halbes Jahr nach unserem Gespräch wiedersehe, wirkt er wie ausgewechselt. Frisch, voller Elan und auch sein Knie kann er wieder beugen.

»Kennen Sie MBSR, diese amerikanische Methode um Stress zu reduzieren?« fragt er mich.

»Ja, natürlich. Das ist eine wunderbare Methode, den Körper zu beruhigen und die Seele gleich mit.«

»Und es hilft gegen Stress. Ich nehme mir jetzt jeden Abend Zeit für meine Übungen.«

»Sehr gut!«, lobe ich. »Und wie geht es Ihrer Tochter?«

»Da ist wieder Land in Sicht. Sie ist aus Berlin weggezogen und hat eine Lehre als Goldschmiedin angefangen. Es besteht Grund für vorsichtige Hoffnung.«

»Aufgeben gilt nicht!«

**Der Internist und Hausarzt
Dr. Arnd Denecke**

- liebt es, mit seinem Motorrad durch Europa zu reisen,
- spielte früher Fußball in der Bunten Liga Köln und macht immer noch viel Sport,
- hat durch einen jungen Patienten viel über Mut und Zuversicht erfahren.

Nichts Schlimmes, dachte ich, als Oli mir den Knubbel auf seinem Rücken zeigte.

»Ich bin mir ziemlich sicher, dass das ein gutartiges Geschwulst des Fettgewebes ist«, beruhigte ich ihn.

Der junge, sportliche Mann mit den kurzen blonden Haaren würde bald 18 werden. Und gerade war er dabei, sein Fachabitur zu machen. Da er im gleichen Fußball-Verein wie mein Sohn spielte, kannte ich ihn schon als kleinen Jungen. Im Verein traf ich auch seine Eltern, und da auch Olis Vater passionierter Motorradfahrer ist, unternahmen wir bald gemeinsame Touren.

Oli erzählte mir, dass dieser Knubbel in letzter Zeit ziemlich gewachsen sei.

»Dann gehen wir lieber auf Nummer Sicher und lassen ihn rausschneiden«, schlug ich vor und gab ihm eine Überweisung für den Chirurgen. Der war dann auch der Meinung, dass das Geschwulst gutartig sei.

Doch ein paar Tage später rief der Chirurg erneut an. »Ich bin selber ganz erschrocken, als ich den Befund des Pathologen las. Er meint, dass sei ein Liposarkom. Also doch bösartig.«

Dieser Anruf kam an einem Freitag. Ich versuchte gleich Oli zu erreichen, damit er nach dem Wochenende noch einmal in die Praxis käme. Statt Oli bekam ich jedoch seine Mutter ans Telefon.

»Hallo Arnd, das ist aber eine Überraschung! Willst du mir zum Geburtstag gratulieren?«

Auch das noch! Im Hintergrund klingelten die Sektgläser und ich komme mit so einer Nachricht.

»Oh, das wusste ich gar nicht. Dann wünsche ich dir alles Gute zum Geburtstag! Ich wollte Eure Feier jetzt auch gar nicht stören, sondern nur kurz etwas mit Oli besprechen.«

»Der ist noch nicht da, um was geht es denn?«

»Ach, das hat auch Zeit bis nach dem Wochenende. Er soll mich einfach zurückrufen.«

»Geht es um seinen Befund?«

»Ja, aber das hat wirklich Zeit bis nach dem Wochenende ...«

»Jetzt musst du mir schon sagen, was Sache ist!«

Also habe ich ihr gesagt, dass die Geschwulst leider doch bösartig sei. Man müsse das jetzt nochmal mit einem Sicherheitsabstand nachresezieren.

Ich hörte das Entsetzen in ihrer Stimme und versuchte ihr gut zu zureden: »Ein kleiner Eingriff und dann ist alles gut.« Doch beruhigen konnte ich sie jetzt nicht mehr. Die Geburtstagsfeier war gesprengt. Manchmal mag ich meinen Beruf wirklich nicht ...

Oli kam am drauffolgenden Montag in meine Praxis. Er wirkte ziemlich gefasst und wollte den anstehenden Eingriff möglichst schnell hinter sich bringen. Nach dem Fachabitur wollte er seine Ausbildung zum Steuerfachangestellten beginnen, einen Ausbildungsplatz hatte er bereits.

Der Pathologe war sich nach der weiteren Resektion auf einmal nicht mehr sicher, ob es sich tatsächlich um ein Liposarkom handelte. Nun vermutete er einen gutartigen Nervenscheiden-Tumor, ein sogenanntes Schwannon. Wir alle atmeten erstmal auf. Da sich der Pathologe aber unsicher war, schickte er den histologischen Befund zu einem spezialisierten Referenzzentrum. Von dort kam die nächste schlechte Nachricht: Ein maligner Nervenscheidentumor sei auch möglich. Weil das ein so seltener Krebs ist, musste ich erst einmal selbst nachlesen, was das eigentlich bedeutet. Wegen der geringen Fallzahlen und der unterschiedlichen Verläufe konnte man auch keine klare Prognose abgeben. Allerdings schien dieser Tumor nicht immer zu Rezidiven zu führen. Wir hofften also, dass der Krebs – wenn es denn einer war –, nach dem zweiten Eingriff beseitigt sei. Das ganze Hin und Her der Diagnosen schien Oli erstaunlicherweise weniger auszumachen als seinen Eltern und mir.

Er hat sich ziemlich schnell von beiden Eingriffen erholt und begann seine Ausbildung. Dort fühlte er sich sehr wohl; daneben spielte er in seiner Freizeit Fußball und traf sich mit seinen Freunden. Fast ein Jahr später, 2012, kam er wieder in meine Praxis und zeigte mir eine weitere Geschwulst. Diese hatte sich am Rücken ganz in der Nähe des ersten Knubbels gebildet. Beim CT stellte sich heraus, dass bereits Teile der Muskulatur und der Rippen angegriffen waren, was eine größere Operation erforderte, und ich riet Oli, sich an ein onkologisches Fachzentrum zu wenden. Teile der Rückenmuskulatur mussten entfernt werden, sodass die Rückenwand sich nach dem Eingriff nach innen wölbte. Der Pathologe war sich diesmal sicher, dass es sich um den besagten bösartigen Nervenscheiden-Tumor handeln würde. Da der Tumor jedoch in der Region des ersten aufgetreten war, hofften wir, dass mit dem großflächigen Schnitt der Krebs endlich beseitigt sei. Um möglichst sicher zu gehen, erfolgte dann noch eine Bestrahlung der Region.

Nach Operation und Bestrahlung begann Oli seine Muskulatur mittels Krankengymnastik wieder aufzubauen und seine Atemfunktion zu verbessern. Er war guten Mutes und stürzte sich voller Elan in sein Krafttraining.

Offensichtlich hatte man zuvor einfach nicht genug herausgeschnitten; doch dieser Fehler war nun ja korrigiert …

In meinen schlimmsten Alpträumen hätte ich mir nicht vorstellen können, welche Odyssee Oli noch bevorstehen sollte. Eine Achterbahnfahrt des Hoffens und des Bangens. Mit zuversichtlich stimmenden und mit niederschmetternden Befunden. Voller Unklarheiten und Unsicherheiten. Jeder Krebspatient kennt das, doch hier war es noch viel schlimmer, weil es eben wenig Studienmaterial, geschweige denn klare Therapieanweisungen gab.

Immer wieder habe ich Oli damals für seinen Lebensmut bewundert. »Aufgeben gilt nicht!«, lautet sein Motto. Für ihn war das keine nachgeplapperte Phrase, sondern gelebte Überzeugung: »Ich werde den Krebs besiegen. Da bin ich ganz sicher!«

Auch ich war damals davon überzeugt.

Da Oli um die Ecke wohnte, holte er sich die Rezepte für die Physiotherapie bei mir zu Hause ab. Oft blieb er dann noch eine Weile und wir sprachen über seine Fortschritte im Reha-Training und in der Ausbildung. Er strahlte stets Zuversicht aus, nur kurz vor den regelmäßig stattfindenden Nachsorgeuntersuchungen spürte ich manchmal seine Sorge, es könnte doch wieder etwas gefunden werden.

Bei einer dieser Nachsorgen wurde 2013 eine Metastase an der Niere festgestellt. Wieder musste sich Oli einer größeren Operation unterziehen. Dass der Krebs dieses Mal an einer ganz anderen Stelle auftauchte, war ein wirklich schlechtes Zeichen. Leider war dadurch klar geworden, dass die Krankheit einen komplizierten Verlauf nehmen würde.

Nach der Operation der Niere unterbrach Oli seine Ausbildung. Zum Glück hatte er einen sehr verständnisvollen Chef und Kollegen, die bereit waren, ihm die nötigen Freiräume zu geben. Nachdem er sich von der Operation erholt hatte, versuchte er die stufenweise Wiedereingliederung in seinen Beruf. Da das ziemlich anstrengend für ihn war, mussten wir den Zeitplan mehrfach anpassen. Aber auch in dieser Situation war für Oli immer klar: »Auch das kriege ich hin. Ich schaffe das!«

Oli war dabei kein Anhänger des positiven Denkens. Nein, er wollte sein Leben einfach weiter leben und möglichst genießen. Trotz allem. Ob er meine Sorge um ihn gespürt hat? Ich weiß es nicht. Vor allem versuchte ich, ihm zuzuhören, ohne mir meine Zweifel anmerken zu lassen. Dabei fragte ich mich oft, was ich an seiner Stelle tun würde.

Ende 2014 wurde eine weitere Metastase an der Niere festgestellt, weshalb ein weiterer Teil des Organs entfernt werden musste. Anschließend schlug man Oli eine Hochdosis-Chemotherapie vor. Ein einschneidender Moment: Bis dahin waren wir immer davon ausgegangen, dass man den Krebs wegschneiden könne. Jetzt war klar, dass man damit rechnen müsse, dass er erneut zurückkommt.

Weil es eben bezüglich einer Chemotherapie dieses Tumors kaum Therapieempfehlungen gab, habe ich Oli geraten, auf jeden Fall eine zweite Meinung zu hören. Ein befreundeter Onkologe schaute sich die Befunde an und riet Oli ebenfalls, die Hochdosis-Chemo zu machen. Doch auch er konnte uns nicht sagen, wie viel das letztlich bringen würde. Es war eher die Überlegung: Lass uns auf Nummer Sicher gehen!

»Und was würdest du tun?«, fragte Oli mich. Was sollte ich ihm raten? Ich wusste ja, was auf ihn zukommen würde. So weiter leben wie bisher, ginge nicht mehr und seine Lebensqualität würde massiv beeinträchtigt. Andererseits: Was wäre, wenn man die Chemo nicht machen würde und der Krebs erneut auftauchen würde? Hätte man dann nicht eine echte Chance vertan?

»Ich kann es dir nicht sagen«, sagte ich. »Du kennst jetzt das Für und Wider, aber die Entscheidung musst du treffen.«

Ich glaube, ich hätte mich in seiner Situation eher gegen die Chemo entschieden. Aber wer weiß schon, wie man sich in so einer Lage wirklich entscheiden würde? Meine eigenen Gefühle habe ich ihm damals nicht mitgeteilt. Ich wollte seine Entscheidung nicht beeinflussen. Vielleicht war es aber auch einfach die Angst, später Vorwürfe zu bekommen, wenn es einen schlechten Verlauf nehmen würde.

Oli entschied sich im Januar 2015, die Therapie zu machen. Teilweise konnten die Infusionen ambulant verabreicht werden, für andere musste er jeweils zwei, drei Tage ins Krankenhaus. Es war eine ziemliche Tortur: entzündete Schleimhäute, Übelkeit, Appetitlosigkeit, allgemeine Abgeschlagenheit. Haarausfall, kahler Schädel.

Je nachdem wie es ihm ging, habe ich ihn dann zu Hause besucht oder er kam zu mir. »Die Therapie ist schon eine ziemliche Scheiße«, sagte er. »Ich fühle mich total schlapp und kann nichts machen. Und sobald ich mich ein bisschen besser fühle, kommt schon die nächste Dröhnung. Aber da gehe ich jetzt durch – ich werde das schaffen!«

Auch da habe ich ihn nie verzweifelt erlebt. Manchmal habe ich mich gefragt: Würde ich das alles ertragen, obwohl doch ziemlich ungewiss ist, was die Chemo überhaupt bringt?

Solche Fragen hat Oli – zumindest mir gegenüber – nie zugelassen. Und er hatte auch während der Chemo die Fähigkeit, gute Momente zu erleben. So war er glücklich, wenn er mit seinen Freunden losziehen konnte, sobald sich seine Leukozyten wieder erholt hatten. Vor allem, wenn Karneval war. Zwar feierte er dann mit angezogener Handbremse, aber er war eben trotzdem dabei.

In einer Therapiepause fuhr Oli nach Kroatien. Dort machte seine Familie seit Jahren Urlaub und er freute sich riesig, zusammen mit seiner Freundin Zeit am Meer verbringen zu können. Er hatte sie kurz nach Beginn seiner Erkrankung kennen gelernt. Was für ein Glück: Sie stand immer an seiner Seite und tat ihm unglaublich gut.

Doch dann rief er mich aus dem Urlaub an und sagte, es würde ihm gar nicht gut gehen.»Ich bekomme so schlecht Luft beim Treppensteigen oder beim Schwimmen.«

Natürlich habe ich ihm geraten, möglichst schnell zurückzukommen.

Beim Abhören der Lunge bemerkte ich ein auffälliges Geräusch und schickte ihn zum Röntgen, wo der Radiologe eine massive Vergrößerung des Herzens feststellte. Zunächst dachte ich an eine Nebenwirkung der Chemotherapie und habe für Oli einen sofortigen Termin beim Kardiologen vereinbart. Der Kollege stellte fest, dass sich um das ganze Herz herum Wasser eingelagert hatte. Er hat Oli direkt in die Uniklinik eingewiesen, wo zunächst das Wasser abgelassen wurde. Die Frage war: Warum hat sich dort Wasser angesammelt? Ist das eine Entzündung oder womöglich eine Metastase am Herzen? Ein extrem seltener Verlauf, aber was hatten wir bis dahin nicht schon erlebt?! Bei einer Punktion wurde zunächst nichts gefunden. Wieder Hoffen und Bangen. Dann entschloss man sich zu einer Probeentnahme am offenen Herzen. Dabei wurde dann tatsächlich festgestellt, dass Oli eine Metastase am Herzen hatte, die nicht operabel war.

Die Onkologen vor Ort fragten beim Krebszentrum in Heidelberg um Rat, was man tun solle. Von dort wurde dann eine andere Chemotherapie empfohlen. Zuvor wollte man seinen Körper auf weitere Metastasen untersuchen. Und so stellte man im September 2016 fest, dass Oli auch eine Metastase im Gehirn hatte.

Oli wurde zunächst mit der neuen Chemotherapie behandelt. Doch Ende 2016 kam es zu einer Einblutung der Metastase im Gehirn, Oli bekam einen Krampfanfall. Man hat diese Metastase bestrahlt und anschließend operiert, danach wurde die Chemotherapie zunächst fortgesetzt. Doch Oli wollte nicht mehr:»Ich glaube nicht mehr an die Chemo, die macht mich nur fertig! Und außerdem habe ich so viel Zeit in dieser Klinik verbracht, ich will da nicht mehr hin. Aber aufgeben werde ich trotzdem nicht!«

Nein, Oli verfolgte einen neuen Plan. Mittels gesunder Ernährung, Spazierengehen und Meditation wollte er nun den Krebs besiegen. Dazu hatte er einen genauen Ernährungsplan aufgestellt, den er dann auch minutiös befolgte.

»Und zu den Kontrollen gehe ich auch nicht mehr. Da komme ich nur schlecht drauf!«

Stattdessen trainierte er seine Kondition und berichtete mir stolz, wenn er seine Spaziergänge wieder um einen Kilometer verlängern konnte.

Oli wollte nun seinen ganz eigenen Weg gehen und von dem wollte er sich auch nicht von seinen Eltern abbringen lassen. In den ersten Jahren waren sie stark in seine Behandlung involviert gewesen, doch dann hat er sich zunehmend von ihnen emanzipiert. Und sie haben das auch akzeptiert: »Oli, egal, wie du dich entscheidest, wir unterstützen dich und sind für dich da!« Und so haben sie auch seine Entscheidung, die Therapie zu beenden, mitgetragen. Genauso Olis Freundin, die weiterhin treu an seiner Seite blieb.

Statt der Chemo standen jetzt Reisen an. Zunächst flog er mit seiner Freundin nach Dubai, wo er die Eltern eines Bettnachbarn aus der Uniklinik besuchte. Mit dem hatte er sich angefreundet und dieser schwärmte von Dubai. Von diesem Urlaub kam er begeistert zurück und erzählte mir von seinen Abenteuern. Unter anderem zeigte er mir ein Video, wie er sich auf einer Seilrutsche von einem Hochhaus in die Tiefe stürzte.

Ein Jahr später brach Oli mit seiner Freundin nach Südafrika auf, wo sie mit einem Leihwagen die Küste entlang fuhren. Per WhatsApp schickte er mir kleine Videos und meinte, die Strecke sollte ich doch unbedingt mal mit dem Motorrad abfahren. Und da ich ihn zuvor immer auf die Risiken solcher Reisen hingewiesen hatte, kam sein zufriedener Kommentar: »Siehste, das habe ich auch wieder gut hingekriegt.«

Tatsächlich ging es ihm damals für anderthalb Jahre relativ gut. Auch körperlich. Doch dann häuften sich seine Beschwerden wieder: Kurzatmigkeit, Abgeschlagenheit, Erschöpfung. Seine Spazierstrecken wurden wieder kürzer.

»Wir sollten vielleicht doch wieder mal eine Kontrolle machen«, schlug ich vor.

»Ich hatte mir doch vorgenommen, nie wieder in die Klinik zu gehen. Und jetzt soll ich da wieder auftauchen??«

Mittlerweile kannte er das ganze Pflegepersonal, alle Ärzte und viele der Patienten. Sollten die jetzt alle erfahren, dass sein Weg doch nicht funktioniert hatte?! Oli ging schließlich doch zur Kontrolle und man stellte fest, dass die Metastase im Herzen weiter gewachsen war.

Auch in dieser Phase staunte ich über Oli. Zum Beispiel, dass er sich immer noch freuen konnte, wenn sein Verein, Bayer Leverkusen, mal wieder ein Spiel gewonnen hatte. Wäre mir das in seiner Situation nicht total egal?

Oli wollte sein Leben ausschöpfen, bis zum Schluss. Deshalb ist er mit seiner Freundin wieder nach Kroatien geflogen: Noch einmal das Meer sehen und den Sommer genießen. Doch dann rief er mich an und sagte, es würde nicht mehr gehen. »Jetzt habe ich sogar Luftnot, wenn ich einfach nur da sitze.«

Er wurde mit dem Krankenwagen zum Flughafen und später direkt in die Uniklinik gebracht. Dort stellte man fest, dass das Herz nicht mehr arbeiten konnte, weil der Tumor so stark gewachsen war. Man konnte nichts mehr tun; Oli wurde auf die Palliativstation verlegt.

Oli starb am 10.8.2019 im Beisein seiner Eltern, seiner Schwester und seiner Freundin. Wie sehr hätte ich Oli ein langes Leben gewünscht, doch wie sehr habe ich bewundert, wie intensiv er sein kurzes Leben gelebt hat.

Selbst während seiner letzten Tage hatten ihn seine Eltern nicht verzweifelt erlebt: »Eher versuchte er noch, uns Mut zu machen. Er hatte immer dieses Bild: Ich werde oben auf der großen Wiese sitzen und auf Euch warten. Ich gehe einfach schon mal vor und passe von dort oben auf Euch auf.«

Den Satz für die Traueranzeige hatte er noch selbst geschrieben: »Ich liebe das Leben und werde oben weiterleben und auf Euch warten!« Und auch das Lied, das bei seiner Beerdigung gespielt werden sollte, hatte er bestimmt: »Forever Young« in der Version des Rappers Jay-Z.

Seine Eltern erzählten mir, dass ein Lichtstrahl sein Zimmer außergewöhnlich stark erhellte, als er seinen letzten Atemzug tat. Und genau das wiederholte sich bei der Beerdigung an einem trüben Tag im August. Als Olis Sarg in die Erde gelassen wurde, brach zu dem Song von Jay-Z ein warmer Sonnenstrahl durch die Wolkendecke. Da dachte ich: Oli strahlt uns alle noch einmal an!

»Danach wusste ich, wie ich als Ärztin auf keinen Fall werden will!«

Die Allgemeinmedizinerin Dr. Dora Scheipers

- findet, dass die Beziehung zu Menschen das Wichtigste im Leben ist,
- weiß aus eigener Erfahrung, dass man die Kostbarkeit des Lebens viel eher begreifen kann, wenn man selber einmal krank war,
- singt gerne Jazz-Standards und Bossa Nova.

1995. Meinem Start ins Medizinerleben steht nichts mehr entgegen: Das Studium habe ich abgeschlossen und eine Stelle als Ärztin im Praktikum gefunden. Bevor ich jedoch in der psychosomatischen Klinik anfange, beschließe ich, noch zur Vorsorgeuntersuchung zu gehen. Diese Untersuchung ist jetzt angezeigt, schließlich bin ich mit 33 Jahren fünf Jahre älter als meine Kommilitonen, da ich mein Abitur auf dem zweiten Bildungsweg gemacht habe. Äußerlich ist alles im grünen Bereich. Doch dann kommt der Anruf, der Vaginalabstrich sei nicht in Ordnung, ich solle noch mal kommen. In der Praxis erklärt mir meine Gynäkologin, dass es sich wahrscheinlich nur um eine Vorstufe zu Krebs handele. Die Stelle müsse entfernt werden. »Nichts Schlimmes, aber den Eingriff können wir nur stationär machen.«

Das wird meine erste Krankenhauserfahrung, mal abgesehen von einer Blindarm-Entfernung, als ich acht Jahre alt war. Und diese Erfahrung wird mich prägen, denn danach wusste ich, wie ich als Ärztin auf keinen Fall werden will!

Von der Krankenschwester werde ich in ein Drei-Bett-Zimmer eingewiesen. »Was machen Sie denn beruflich?«, fragt sie mich.

Ich sage ihr, dass ich Medizin studiert habe und jetzt in einer psychosomatischen Klinik anfangen werde. »Ach so, also doch keine richtige Medizin«, meint sie abschätzig. Aber sagen werde ich besser nichts – schließlich bin ich hier Patientin und will es mir weder mit den Schwestern noch mit den Ärzten verscherzen.

Kurze Zeit später kommt der Chefarzt. »Frau Kollegin, das ist aber schön, dass Sie hier sind!«, begrüßt er mich. »Es ist nämlich so, dass heute Nachmittag meine Studenten kommen. Da würde ich Ihren Fall gerne vorstellen – das ist doch sicher kein Problem für Sie?!«

»Ja, warum nicht.«

»Dann kommen Sie doch um 15 Uhr in mein Zimmer.«

Ich klopfe und er sagt: »Dann gehen Sie mal eben kurz nach nebenan; ich will mir das vorher noch einmal anschauen.«

So lege ich mich, wie man das so macht, mit gespreizten Beinen auf den gynäkologischen Stuhl. »Dann schauen wir mal. Welche Kollegin hat das untersucht?«, fragt er mit skeptischem Unterton. »Na, dann gucken wir mal, ob da überhaupt etwas ist.«

Vielleicht ist doch alles gut. Bitte, lieber Gott, mache, dass das alles nur ein großer Irrtum ist, dann kann ich gleich wieder nach Hause gehen!

»Das sieht doch alles super aus!«, sagt er, als er in meine Vagina schaut.

Mir fällt ein riesiger Stein vom Herzen.

Dann geht die Tür auf und acht Studenten treten ein.

Auf einmal tut es fürchterlich weh. »Ich muss das mal kurz anfärben«, erklärt er.

Dann verfinstert sich seine Miene: »Oh, das hätte ich nicht gedacht, dass da so ein großer Befund ist!«

Mein erster Gedanke: Jetzt kann ich mir gleich einen Sarg bestellen. Totale Hilflosigkeit und Schockstarre. Und ein Student nach dem anderen darf jetzt auch mal schauen, wie so ein großer Befund aussieht.

Wie gelähmt lasse ich es über mich ergehen. Ich bin 33 Jahre alt, habe keine Kinder, erfolgreich mein Studium abgeschlossen und dann kommt das Leben und sagt: »Hast du alles prima gemacht, aber jetzt hast du Krebs und alles kann ganz schnell vorbei sein. Nun überleg mal: Hat sich das gelohnt? Und in so einem Krankenhaus willst du demnächst deine Arbeits- und Lebenszeit verbringen? Mit solchen Kollegen?«

Ich glaube, ich bin hier komplett verkehrt.

Nach der Vorführung beim Chef muss ich noch zum Ultraschall. »Na ja, Ihnen muss ich ja wohl nicht erklären, wie man so etwas kriegt!«, sagt der junge Kollege. Was will der von mir? Wieso sagt er so was? Doch auch hier lasse ich stumm alles über mich ergehen. »Und ob Sie nach der Konisation noch Kinder kriegen können, das weiß man ja auch nicht.« Ich versuche, gar nicht mehr hinzuhören. Das alles muss ein schrecklicher Irrtum sein. Was sind das für Menschen?

Später schalte ich meinen Medizinerkopf wieder ein: Wie war das noch mal mit Gebärmutterhalskrebs? Ach ja, häufig wechselnder Geschlechtsverkehr. Dieser Mann wollte mir vorhin vermitteln: Wer dauernd in der Gegend rumvögelt, braucht sich nicht zu wundern, wenn er so etwas kriegt!

Auf einmal bin ich richtig wütend. Schließlich bin ich schon seit über zehn Jahren mit meinem Partner zusammen. Und selbst wenn es nicht so wäre: Frauen mit häufig wechselnden Geschlechtsverkehr bekommen das, weil die Männer sich nicht waschen bzw. kein Kondom benutzen. Aber natürlich ist die Frau die Schuldige!

Jetzt bin ich richtig froh, zurück in mein 3-Bett-Zimmer zu kommen. Dieses Zimmer ist meine Rettung, denn auch die beiden anderen Frauen haben Krebs. Aus geteiltem Leid entsteht ganz schnell ein Wir. Die gleichen Gedanken: »Hoffentlich geht das hier gut aus! Hoffentlich habe ich noch etwas Zeit zu leben!« Wir sind ein gutes Team.

Doch abgesehen von dieser wohltuenden Gemeinschaft ist dieser Ort kein guter, um gesund zu werden. Morgens: Klopf und schon wird die Tür aufgerissen. Guten Morgen! Dann werden die Vorhänge geöffnet und schon sind die Schwestern wieder draußen. Ob da jemand halb nackt am Waschbecken steht, interessiert keinen. Und überhaupt: Egal, was man macht, man macht es falsch. »Wie sieht's denn hier aus?! Schon wieder den Nachtisch nicht abgeräumt!« Der große Zeitdruck, unter dem hier gearbeitet wird, wird bei uns abgeladen.

Dann werde ich runter in den Keller zum EKG geschickt. Warten, und nichts passiert. Nach über einer Stunde klopfe ich. Mit barschem Ton wird mir gesagt: »Sie werden aufgerufen!« Also warte ich weiter. Mittlerweile ist mir kalt, aber keiner hat mir vorher gesagt, dass das länger dauern kann und man sich besser etwas Warmes anziehen soll.

Nach über zwei Stunden wage ich einen neuen Vorstoß: »Ich komme ja nur für das EKG wegen des Eingriffs morgen. Die Schwester hat mich runtergeschickt und ich dachte, dass ich sofort drankomme ...«

»Ob Sie jetzt hier sitzen oder oben in Ihrem Bett – das kann Ihnen doch egal sein!«, lautet die lapidare Antwort.

Wiederum habe ich nichts gesagt, nur gedacht: Ja, das kann man wohl so sehen, wenn man hier arbeitet. Aber oben im Bett ist es warm, da habe ich auch mein Buch, kann etwas trinken und vielleicht kriege ich sogar Besuch.

Diese Haltung, ein-Patient-hat-einfach-da-zu-sein-und-soll-gefälligst-warten, habe ich auch später in Krankenhäusern immer wieder angetroffen. Und in all den Jahren habe ich nicht aufgehört zu sagen: Nein, so sollten wir nicht mit Patienten umgehen!

Dann kommt der Tag der OP.

»Ziehen Sie mal das OP-Hemd an!«

»Bin ich denn jetzt dran?«, frage ich die Schwester.

»Das kriegen Sie schon mit. Sie werden abgeholt. Sie dürfen jetzt nichts mehr essen! Sie haben doch nichts gegessen?!«

»Nein, habe ich nicht.«

»Dann nehmen Sie das mal ein.« Die Schwester reicht mir eine Tablette.

»Was ist das?«, möchte ich wissen.

»Ja, wenn wir hier jedem Patienten erklären würden, was er nehmen soll, würden wir gar nicht mehr nach Hause kommen.« Die Schwester ist genervt.

»Ich würde es aber trotzdem gerne wissen.«

»Das ist etwas zum Beruhigen.«

Ich habe die Tablette dann genommen und gedacht, ist sowieso egal. Was soll ich denn machen? Meinen Koffer packen und mit meinem Krebs nach Hause gehen?

Also nehme ich die Tablette und schlafe erstmal ein. Dann werde ich abgeholt und bin in einem Zustand, den ich nie wieder erleben möchte. Ich habe das später in der Arbeit mit Benzodiazepin-Abhängigen immer wieder gesehen. Das totale Egal-Gefühl, man verliert jede Kritikfähigkeit, findet alles schön und toll.

Den Anästhesisten kenne ich noch vom Studium. Ganz locker begrüße ich ihn:»Mensch, dich kenne ich doch. Nein, das macht gar nichts.« Hinterher denke ich: Wie peinlich, wie furchtbar, jetzt sieht der mich hier auch breitbeinig liegen …

Als die Wirkung nachlässt, kann ich wieder aufs Zimmer. Ich weiß nichts. Was haben die gemacht? Wird das bluten, darf ich aufstehen? Niemand kommt und sagt was.

Ich klingle und frage die Schwester.

»Sie dürfen noch nicht aufstehen!«, sagt sie.

Am nächsten Tag frage ich wieder: »Darf ich jetzt aufstehen und mich duschen?«

»Ja, sicher – wieso denn nicht?«

Alles in einem respektlosen Ton. Unwürdig und übergriffig. Ich sage mir: Wenn du mal im Krankenhaus arbeitest, dann weißt du jetzt genau, worauf du achten musst. Und ganz sicher wirst du nie zu einem Patienten sagen: »Das ist ja gar nicht so schlimm!« Um kurz danach zu sagen: »Oh, es ist viel schlimmer, als ich gedacht habe.«

Nach meiner Entlassung gehe ich zu der Tumorkonferenz, wo mein Fall besprochen wird. Eine Freundin hatte mir gesagt, wann diese Konferenz stattfindet und dass sie für jeden Arzt zugänglich ist.

Dort höre ich, dass alles im Gesunden entfernt worden sei und man nichts mehr machen müsse. Große Erleichterung.

»Die Patientin ist 33 Jahre alt, die kann jetzt auch noch Kinder kriegen«, sagt die Radiologin.

Darauf der Pathologe: »Wenn sie bis jetzt keine Kinder hat, dann wird sie auch keine mehr kriegen.«

Ich sitze hinter ihm und sage: »Das werde ich doch wohl noch selbst entscheiden dürfen!« Da ist er doch peinlich berührt.

Es war nur eine Woche, die ich in diesem Krankenhaus verbracht habe – doch nach dieser Woche war ich körperlich und seelisch vollkommen erschöpft. Meine Fantasie war damals: Jeder junge Mediziner müsste nach seinem Studium für eine Woche mit einer unklarer Diagnose ins Krankenhaus. Um zu lernen, wie sich das anfühlt, Patient zu sein. Mein Arztleben hat es ein für alle Mal verändert, dass ich all die Schrecken, die die Diagnose einer Krankheit auslösen kann, selbst erfahren habe. Und was es heißt, auf einmal zum Objekt zu werden.

Rückblickend war das ein ziemlich harmloser Eingriff, aber für mein Leben war er folgenschwer. Denn später habe ich viele Krebspatienten behandelt und konnte ihre Ängste und Sorgen tatsächlich nachempfinden. So konnte ich diesen Patienten Hoffnung geben, wo Hoffnung war und sie unterstützen und begleiten, wo es keine Hoffnung mehr gab.

Natürlich ist der Druck, der auf Ärzten und Schwestern lastet, groß. Ja, wir haben Pflegenotstand in den Krankenhäusern und die Arbeitsbedingungen sind teilweise schlimm. Aber es ist eben ein Irrtum zu glauben, je angespannter man arbeite, desto mehr würde man schaffen. Das Gegenteil ist richtig: Je mehr man bei seiner Arbeit bei sich selbst bleiben kann und sich treu ist, desto besser kann man arbeiten und desto zufriedener wird man sein.

Das erlebe ich täglich bei meiner Arbeit mit jungen lungenkranken Menschen. Wegen der Chronizität der Erkrankung, kenne ich einige meiner Patienten schon seit ich hier vor 12 Jahren angefangen habe. Ich kann genau sehen, wo sie sich stabilisieren und wo es Einbrüche gibt. Um meine Patienten zu verstehen, ist es vor allem wichtig, dass ich mir am Anfang genügend Zeit für die Anamnese neh-me. Diese »ausgegebene« Zeit hilft mir später, Zeit zu spa-ren. Und ein Patient, der das Gefühl hat, der Arzt weiß jetzt viel über mich – wie ich arbeite, lebe und wo ich wieder hin will –, der hat dann auch Verständnis, wenn ich mal sage: »Entschuldigen Sie, heute habe ich leider nur wenig Zeit.«

Je besser ich zuhöre und je mehr ich über meine Patien-ten weiß, desto eher kann ich die richtige Therapie für ihn finden. Wir müssen uns klar machen, dass der Patient kommt, weil er ein Problem hat. Und ich als Ärztin habe das Wissen. Meine Aufgabe besteht jetzt darin, ihm das, was ich gelernt habe, so klar zu vermitteln, dass er das Pro-blem versteht und sich selbst helfen kann. Zum Beispiel müssen sich manche Patienten jeden Tag die Lunge rei-nigen. Das kann ich nicht für sie machen, genauso wenig kann ich die Tabletten für sie einnehmen. Also muss ich ihnen vermitteln, warum und wieso das für ihre Therapie essenziell ist. Es geht also nicht darum, die Patienten zu verhätscheln, sondern sie in die Lage zu versetzen, so mit ihrer Erkrankung zu leben, dass sie die bestmögliche Le-bensqualität für sich herausholen können. Wenn wir das auf dem Schirm haben, dann ist unser Beruf dreimal so schön und wir können tatsächlich etwas für unsere Pati-enten tun. Wenn wir als Ärzte resignieren, wird der Patient immer der Verlierer sein. Und das ist kein gutes Gefühl – auch nicht für die Ärzte.

»Wir würden das in erster Linie tun, um Zeit zu gewinnen«

Der Onkologe
Prof. Dr. Michael Hallek

- war früher leidenschaftlicher Fußballer und ist heute begeisterter Anhänger des 1. FC Köln,
- liest viel, unter anderem philosophische Bücher wie die von Yuval Noah Harari »Homo Deus, 21 Lektionen für das 21. Jahrhundert«,
- findet das Zusammensein mit seiner Frau und seinen beiden Kindern sehr wichtig: »Ein Abend zusammen mit meiner Familie bei gutem Essen und gutem Wein gehört für mich zu den Höhepunkten des Lebens!«

Im Laufe meines Medizinerlebens bin ich vielen Patienten begegnet, die mich beeindruckt haben. Es sind solche Begegnungen, die mein Leben reicher machen.

Einer dieser Patienten war der Unternehmensberater Kurt Bahrenberg. Ich lernte ihn kennen, als er 2008 mit einem Tumor am Rektum in unsere Klinik kam. Er war damals 50 Jahre alt: Ein großer Mann mit wachen, hellblauen Augen, dem man ansah, dass er lange Zeit aktiver Sportler gewesen war. Wenn er einen Raum betrat, fiel er auf – allein wegen seiner stattlichen Erscheinung. Bahrenberg wirkte sehr selbstbewusst, aber nie arrogant.

Auf die Gespräche mit ihm habe ich mich immer gefreut, weil er diesen besonderen Blick für die größeren Zusammenhänge hatte. Er war sehr neugierig, was wir in der Medizin machen. Wer was entscheidet, wie die Arbeitsabläufe sind und wie wir miteinander umgehen. Weil ich jeweils in Ruhe mit ihm reden wollte, habe ich mir die Sprechstunden mit ihm möglichst an den Schluss des Arbeitstages gelegt.

»Ich bin sehr beeindruckt von Ihrem Team und der hohen Motivation Ihrer Mitarbeiter«, bemerkte er bei einem diesem Gespräche.

»Das freut mich sehr und das Kompliment gebe ich gerne weiter! Mich würde natürlich auch interessieren, was Ihnen hier in der Klinik vielleicht nicht so gefallen hat?«

»Als ich nach der Chemotherapie zur Bestrahlung kam, da hatte ich manchmal den Eindruck, dass es Informationsverluste gab, also Probleme in der Kommunikation.«

So gab er mir stets wertvolle Hinweise, wo wir unsere Strukturen in der Klinik noch verbessern könnten. Natürlich kam er zu uns als Patient, aber er ließ sich nie nur von seiner Krankheit bestimmen. Die bekam so viel Platz wie nötig, aber eben nicht mehr. Durch seinen Beruf war er darauf trainiert, komplexe Zusammenhänge zu analysieren und Schwächen und Stärken zu erkennen. Und so war er auch in dieser Beziehung ein sehr wacher Beobachter auf seinen Wegen durch unsere Klinik. Durch ganz einfache Bemerkungen hat er mir immer wieder aufzeigen können, welche Schwierigkeiten wir hier manchmal im System haben.

Kurt Bahrenberg war neugierig auf das Leben und stets bemüht, den eigenen Horizont zu erweitern. Ursprünglich war er Theologe, und bevor er Unternehmensberater wurde, hatte er bereits einige Jahre als evangelischer Pfarrer gearbeitet. Seine Offenheit für Menschen hat er sich auch in seinem neuen Beruf bewahrt, genauso wie sein Talent, Menschen bei strategisch wichtigen Entscheidungen zu beraten.

Ansonsten spielte die Theologie in unseren Gesprächen kaum eine Rolle. Ich hatte auch nicht den Eindruck, dass sie für ihn wichtig bei der Bewältigung seiner Krankheit war. Das erlebe ich bei manchen Patienten, für die ihr Glaube eine große Rolle spielt, anders. Kurt Bahrenberg habe ich da eher als sehr rationalen Mensch erlebt. Und so ging er auch mit seiner Krankheit um: analytisch und klug abwägend.

»Worauf soll ich jetzt achten? Was ist wichtig?«, fragt er mich nach Abschluss der Therapie.

»Da antworte ich Ihnen, wie ich vielen meiner Patienten nach der Beendigung der Therapie antworte: Leben Sie und tun Sie vor allem das, was Ihnen wirklich wichtig ist.«

»Sie wissen ja, dass ich meinen Beruf liebe – und natürlich meine Familie! Ich habe mir allerdings vorgenommen, dass ich jetzt noch wählerischer sein möchte und nur noch die Kunden betreuen werde, die ich selber interessant finde. Ich möchte einfach mehr Zeit mit meiner Familie verbringen.«

»Sehen Sie, genau das meine ich: Möglichst alles lassen, was unsinnig ist und vor allem das tun, was uns mit Sinn erfüllt.«

»Haben Sie das auch auf sich selbst übertragen?«, fragt er und mustert mich neugierig.

»Ja, zumindest versuche ich es. Denn genau wie Sie empfinde ich es als großes Privileg, hier eine Arbeit machen zu können, die etwas bewegen kann und mich mit Sinn erfüllt!«

In den folgenden Jahren sehe ich Herrn Bahrenberg regelmäßig bei der Nachsorge. Er hat sich relativ schnell von Chemotherapie und Bestrahlung erholt und konzentriert sich bei seiner Arbeit nunmehr vor allem auf größere Beratungsaufträge mit interessanten Kunden.

Dann kommt der erste Rückschlag: Gut vier Jahre nach der Erstdiagnose finden wir bei der Nachsorge Metastasen in der Leber. Auch nach diesem Rezidiv erlebe ich ihn sehr gefasst, zumal ich ihm erklären kann, dass wir den Tumor dieses Mal ohne weitere Chemotherapie operativ behandeln können.

»Kann ich denn jetzt davon ausgehen, dass ich geheilt bin?«, fragt er mich nach der erfolgreich verlaufenden Operation.

»Das kann ich Ihnen leider nicht versprechen, aber wir haben Grund zur Zuversicht, dass die Besserung von Dauer sein wird.«

In dieser Zeit erreicht mich der Ruf an eine andere Universitätsklinik. Obwohl ich hier in Köln sehr zufrieden bin, ist es eine reizvolle Herausforderung und eine Bestätigung meiner Arbeit.

Da ich mir nicht sicher bin, ob ich bezüglich dieses Angebots in Verhandlung treten soll, entschließe ich mich, Herrn Bahrenberg um Rat zu fragen. Da er sich so fundiert für unsere Arbeit hier interessiert hat, ist er ein kluger und einfühlsamer Ratgeber.

»Das hört sich wirklich verlockend an«, meint auch er. »Aber Sie sollten auch bedenken, was Sie sich hier in der Klinik aufgebaut haben. Da ist doch sehr vieles entstanden und die Frage ist, ob Sie diese Gestaltungsmöglichkeiten auch an der Klinik hätten? Und bedenken Sie: Sie müssten dort noch einmal ganz von vorne anfangen!«

Solche Gespräche führe ich ansonsten nur mit engen Freunden und meiner Familie. Sein Rat ist eindeutig und überzeugend. So entschließe ich mich, in Köln zu bleiben.

Nach dem zweiten operativen Eingriff sehe ich ihn weiterhin bei der Nachsorge. Die Abstände zwischen den Terminen werden im Laufe der Jahre wieder größer. Alle Untersuchungen bleiben ohne Befund und wir alle denken: Jetzt hat er es geschafft!

Doch mehr als sechs Jahre nach dem Rezidiv, stellt man bei ihm – ein Zufallsbefund beim CT – einen neuen Krebs an der Bauchspeicheldrüse (Pankreaskarzinom) fest. Mittlerweile ist Herr Bahrenberg 61 Jahre. Jetzt erlebe ich ihn zum ersten Mal wirklich niedergeschlagen. Was für eine Tragik: Nach sechs Jahren ohne Befund war die Nachsorge fast schon zur Routine geworden, und auf einmal wird ein weiterer Tumor entdeckt, der nichts mit dem ersten zu tun hat.

»Herr Bahrenberg, leider mussten wir feststellen, dass der Tumor schon fortgeschritten ist, sodass auch die Umgebung der Bauchspeicheldrüse befallen ist.«

»Und was heißt das jetzt? Was können wir tun?«

»Wir könnten noch mal eine intensive Chemotherapie versuchen, aber ich muss Ihnen leider sagen, dass die Erfolgsaussichten nicht wirklich groß sind.«

»Das heißt: viel Leiden und wenig Nutzen?«

Wie so oft bringt er die Lage kurz und knapp auf den Punkt.

»Ja, so könnte man das ausdrücken. Deswegen kann ich Ihnen nicht wirklich dazu raten.«

»Gäbe es denn noch andere Optionen?«, fragt er sichtlich bemüht, seine Fassung zu bewahren.

»Wir könnten versuchen, den Tumor mit Gemcitabine – einer wenig belastenden Chemotherapie – einzudämmen. Das wäre also ein Zwischenweg.«

»Aber ohne Aussicht auf Heilung?«

»Wir würden das in erster Linie tun, um Zeit zu gewinnen. In der Regel wird diese Therapie gut vertragen und insofern denke ich, dass es den Versuch wert wäre.«

Er ist einverstanden und so starten wir eine weitere Therapie, von der wir beide wissen, dass sie ihn nicht heilen wird.

Die Behandlung wird auf unserer Station durchgeführt. Innerhalb kürzester Zeit kennt Herr Bahrenberg das gesamte Personal mit Namen – von den Schwestern, über die Assistenzärzte bis zum Oberarzt. Und manchmal weiß er über meine Mitarbeiter mehr als ich. So spricht er mich auf einen unser Pfleger an. »Wissen Sie eigentlich, dass der Herr Meyer, der hier gestern Nachtdienst hatte, Philosophie studiert?«

»Nein, das wusste ich noch nicht«, muss ich zugeben.

»Ja, wir hatten gestern Abend noch ein hochinteressantes Gespräch über Sternstunden in der Philosophie!«

Selbst in dieser Situation erlebe ich ihn als Mensch, der nicht aufhört, sich für sein Gegenüber zu interessieren. Jemand, der den anderen wahrnimmt, ernst nimmt und den Kontakt sucht. Nicht um andere auszufragen, sondern aus authentischem Interesse.

Dass wir diesen warmherzigen Mann nicht retten konnten, hat mich und all meine Mitarbeiter mit großer Betroffenheit erfüllt. Es sind dies die tragischen Momente in unserem Beruf. Und dennoch bleibt Herr Bahrenberg für mich ein Beispiel, welche Größe ein Mensch unter solch schweren Umständen zeigen kann. Das habe ich auch bei manchen anderen Patienten erlebt. Und manchmal gibt es dann auch eine Umkehrung der Rollen. So fragte mich kürzlich eine Patientin, als sie in meine Sprechstunde kam: »Wie geht es denn Ihnen eigentlich? Sie sehen heute so schlecht aus ...«

Das war ihr erster Satz und wir mussten beide lachen. Dass sie das bemerkt hatte, obwohl sie selbst ganz schlecht dran war, hat mich wirklich berührt. Ich habe ihr dann erklärt, dass ich tatsächlich sehr müde wäre und in den Tagen davor zu wenig Schlaf bekommen hätte.

Solche Begegnungen bleiben in meiner Erinnerung haften, gerade weil sie von einer großen Wertschätzung füreinander getragen sind. In meinem Beruf bin ich von meinen Patienten immer wieder beschenkt worden. Kurt Bahrenberg steht da mit vielen seiner herausragenden Eigenschaften auch für manche andere.

»Ich habe ja kürzlich den lieben Gott mal wieder in Dinslaken getroffen«

Der Hausarzt
Dr. Wolf-Rüdiger Weisbach

- hat mehrere Bücher veröffentlicht, darunter »33 Tage – Zwischen Bangen und Hoffen«, ein Krebstagebuch;
- interessiert sich leidenschaftlich für Kunstgeschichte und Philosophie,
- liebt seine Familie und freut sich an seinen drei Enkelkindern.

Meine Freundschaft mit dem Kabarettisten Hanns Dieter Hüsch begann mit einem Hundebiss. Als Landarzt hatte ich regelmäßig Notdienst. So auch an einem Sonntag im Frühjahr 1992, als meine Arzthelferin aufgeregt zu mir kam:»Ich glaube, da sitzt der Hanns Dieter Hüsch mit seiner Frau.« Und tatsächlich: Es war der von mir hoch geschätzte Künstler, der mich bat, eine Wunde zu versorgen, die ihm ein beißwütiger Terrier zugefügt hatte. Zum Glück keine dramatische Angelegenheit. Wir kamen sofort ins Gespräch und schnell kam mir die Idee, diesen sympathischen Künstler zu fragen, ob er nicht einmal bei uns auftreten wolle.

Wir hatten gerade in Herchen im»Haus des Gastes« einen schönen Festsaal mit 180 Plätzen gebaut. Hüsch sagte sofort:»Das machen wir!«, ohne zu fragen, wie viel Gage wir denn zahlen könnten.»Wir müssen nur einen geeigneten Termin finden, aber das kriegen wir schon hin.«

Und so betrat Hüsch am 2. August 1992 erstmals unsere noch provisorische Bühne und bescherte dem zahlreich erschienen Publikum einen bezaubernden Abend. Er versprach seinen begeisterten Zuschauern wieder zu kommen, und er hielt Wort. Bis zu seinem Tod trat er immer wieder in unserem»Gasthaus« auf und sorgte darüber hinaus für die Auftritte vieler namhafter Kollegen wie Konrad Beikircher, Jürgen Becker und anderen.

Und nicht nur das: Die Liebe von Hüsch zu seiner Frau Chris, die er 1991 geheiratet hatte, übertrug sich auch auf das Windecker Land. Die beiden bauten sich hier ein wunderschönes Haus mit weiter Aussicht über die hügelige Landschaft. Oft haben wir dort zusammen am großen Tisch gesessen, über Gott und die Welt diskutiert und weitere Auftritte für unseren Matineeverein Windeck geplant.

Dann der Schicksalsschlag: Im Sommer 1998 rief Chris mich spät abends an: »Ich muss dir etwas Schlimmes sagen: Hanns Dieter hat Lungenkrebs.«

Bei diesen Worten läuft bei jedem Arzt sofort ein ganzer Film ab. Schließlich ist das eine der bösartigsten Krebsarten, die man haben kann. Trotz der Diagnose »Lungenkrebs« blieb Hüsch zuversichtlich, auch während der Chemotherapie. »Weißt du, Rüdiger«, sagte er da einmal zu mir, »ich habe ja kürzlich den lieben Gott mal wieder in Dinslaken getroffen, wo seine Schwester die kleine Wäscherei hat. Und da hat er zu mir gesagt, dass er doch noch einiges mit mir vorhat. Da kann ich ja jetzt schlecht aufgeben, oder?! Du kennst ja mein Lebensmotto: Kapitulation – ja, Resignation – nie, Optimismus – ungern, aber Zuversicht – immer.«

Und in der Tat: Hüsch hat den Begriff der Zuversicht für mich immer wieder neu mit Leben gefüllt.

In dieser Zeit stand ein weiterer Auftritt in unserem Festsaal an. Den hatten wir geplant, lange bevor er krank wurde, doch nun fiel er mitten in seine Chemotherapie. Natürlich hätte jeder von uns Verständnis gehabt, wenn er diese Veranstaltung absagt. Aber nein: »Ich habe Euch das zugesagt, ich mache das. Und wenn es nur eine halbe Stunde ist …«

Wir haben uns auf eine halbe Stunde geeinigt und das Publikum entsprechend informiert. Ohne Haare und ziemlich mitgenommen betrat er die Bühne. Doch während seines Auftritts schien er neue Kräfte zu tanken und lief zur Hochform auf. Aus der halben wurden zwei Stunden mit Zugaben und Standing Ovations. Hinterher war er total erschöpft, doch gleichzeitig konnte ich sehen, wie viel Kraft ihm der Auftritt gab: Hüsch war ganz in seinem Element und konnte seine Krankheit vollkommen ausblenden.

Einige Tage später, am 9. November 1998, stand Hüsch wieder auf der Bühne. Diesmal war es eine Veranstaltung der Initiative »Arsch huh, Zäng ussenander« zum Gedenken an die Novemberprogrome von 1938, bei der die Nazis auch die Kölner Synagoge in der Roonstraße in Brand gesetzt hatten. Morgens hatte Hüsch noch seine Chemotherapie bekommen, abends trat er bei der Veranstaltung auf, um sich danach wieder ins Bett zu legen. »Vom Bett auf die Bühne und zurück«, lautete entsprechend die Schlagzeile des »Kölner Express«. Und erstaunlicherweise waren seine Blutwerte am nächsten Tag wieder besser. Auch das ein Beispiel, was die Bühne bei ihm bewirken konnte.

»Glauben Sie an ein Leben nach dem Tod?«, bin ich oft von Patienten gefragt worden. Ich wollte mich vor dieser Frage nicht drücken und antwortete in der Regel frei nach Blaise Pascal: »Man macht keinen Fehler, daran zu glauben, denn wenn es dann nicht so sein sollte, merkt man es ja nicht!«

Ich wurde mit christlichen Wertvorstellungen erzogen, aber die Themen Gott und Glaube waren kein großes Gesprächsthema im elterlichen Arzthaushalt. Das Gottesbild, das damals in den Kirchen vermittelt wurde, war ja auch sehr fundamentalistisch: Gott, als der allmächtige Herrscher, der jederzeit in unser Leben eingreifen kann. Dieses Bild konnte ich irgendwann als Arzt nicht mehr nachvollziehen. Vor allem, wenn Patienten und Angehörige immer wieder die Frage stellten: Wie kann Gott das zulassen?

Dennoch hat mich die Frage nach Gott nie wirklich losgelassen. So freute ich mich, sie gelegentlich mit meinem Freund Hanns Dieter besprechen zu können, wenn wir wieder einmal zusammen bei unserem Espresso saßen.

»Du sprichst ja gerne vom lieben Gott, den du immer mal wieder in Dinslaken triffst und der dich auch schon mal für ein paar Tage in den Himmel eingeladen hat. Jetzt würde mich doch mal interessieren, wie du dir Gott eigentlich vorstellst?«

»Weißt du, ich versuche halt Bilder für meine Hörer zu finden. Und da gefällt mir dieses Bild vom lieben Gott, dessen Schwester die kleine Wäscherei hat. Gott als Menschenfreund und nicht als jemand, vor dem man Angst haben muss. Aber ich glaube nicht, dass wir Gott nach unseren Maßstäben beschreiben können. Ganz sicher nicht als den Puppenspieler, der oben im Himmel sitzt und uns wie Marionetten in der Hand hält. Doch in mir spüre ich eine tiefe Kraft. Das ist mein Glaube an Gott, der mir das Gefühl gibt, dass ich getragen bin. Das gibt mir Vertrauen und Zuversicht.«

»Aber wie genau definierst du Gott?«, wollte ich wissen.

»Die Frage stelle ich mir nicht. Mir reicht der Glaube an diese mich tragende Kraft.«

Das sprach mich an und überzeugte mich. Sein Glauben hatte etwas Heiteres und zeugte von tiefem Vertrauen. Dieses tiefe Gottvertrauen blieb ungebrochen bis zu seinem Tod.

Immer wieder habe ich Patienten erlebt, die sich gerne in den Mantel des Glaubens hüllten. Doch oft hat dieser Mantel nicht gehalten und am Ende kam die Angst zum Vorschein, dass eben doch alles sinnlos und weit und breit keine höhere Macht zu sehen sei. Bei Hüsch hat der Mantel gehalten.

Aber natürlich war auch er nicht frei von Ängsten und Sorgen. Manchmal spürte ich das und versuchte es anzusprechen: »Das ist sicher kein schönes Gefühl, dass du jetzt wieder in die Klinik musst ...«

»Nein, das ist wirklich nicht schön. Aber ich habe Vertrauen in Professor Volker Diehl, dass er die richtige Behandlung für mich hat.«

Hanns Dieter Hüsch hatte sein Leben lang mit Ärzten zu tun: Sie haben die Fehlstellung seiner Füße als Kind behandelt und er hat sich ihnen anvertraut. Dieses Ur-Vertrauen hat er dann auch auf seine nachfolgenden Ärzte übertragen. Er hat ihre Therapie nie infrage gestellt. Hüsch baute auf dieses Vertrauen, und das kam auch meiner Vorstellung des Arztberufs sehr entgegen: Die vertrauensvolle Beziehung zum Patienten sollte im Mittelpunkt stehen.

»Als Hausarzt wirst du viele Ehen führen!«, sagte mein Vater zu mir, als ich mich entschloss, Hausarzt zu werden. Damit wollte er sagen: Der Hausarzt ist Vertrauter und oft lebenslanger Gefährte seiner Patienten. Im Idealfall ist er »Schicksalsgefährte des Kranken«, wie es der Philosoph Karl Jaspers formuliert hat.

Das gilt zumindest für den Hausarzt – für den Radiologen, der vor seinem Bildschirm sitzt, mag das anders sein. Beim Hausarzt geht es um Vertrauen. Und eine solche vertrauensvolle Beziehung kann heilende Wirkung haben. Mein psychosomatischer Lehrer Boris Luban-Plozza, bei dem ich beeindruckende Seminare auf dem Monte Verita in Locarno besucht habe, sprach vom »heilenden Arzt«. Der Arzt kann durch seine Beziehung zum Patienten schon zur Medizin werden. Doch leider wird heute die unsichtbare Scheibe zwischen Arzt und Patient immer dicker. Nicht zuletzt durch den zunehmenden Einsatz moderner Technologie: Manche Kollegen gucken hauptsächlich auf ihren Bildschirm und ihre Tastatur und kaum noch auf ihre Patienten. Wie soll da eine vertrauensvolle Beziehung entstehen?

Dass Hanns Dieter Hüsch seinen Ärzten vertraut hat, hat sicher mit dazu beigetragen, dass er die durchschnittliche Lebenserwartung bei seiner Krebserkrankung deutlich überschritten hat. Und ganz sicher hat auch die Liebe seiner Frau Chris viel dazu beigetragen.

Während er die Chemotherapie relativ gut vertrug, setzte die später erfolgte Bestrahlung des Kopfes ihm sehr zu. Gedächtnis, Konzentrationsfähigkeit und auch seine Kreativität ließen deutlich nach. In dieser Zeit erlebte ich bei ihm zum ersten Mal gewisse Anflüge von Resignation. Wie immer saßen wir an seinem großen Tisch und sein Blick ging in die Ferne. »Jetzt frage ich mich schon, ob ich das noch schaffen werde. Mir geht's immer schlechter und ich will gar nicht mehr vor die Tür gehen.«

»Eigentlich bis du doch immer derjenige, der zuversichtlich und optimistisch ist. Wir können nicht in die Zukunft schauen, aber wir fühlen uns doch beide von einer höheren Macht getragen und dürfen die Hoffnung auch jetzt nicht aufgeben ...«

Da huschte ein Lächeln über sein Gesicht und er sagte: »Ja, wenn du meinst, dann will ich mal zuversichtlich bleiben ...«

Das war einer der seltenen Momente, in denen ich meinen Patienten verzagt erlebt habe und wo er zugeben konnte, dass auch er Angst vor dem Sterben hatte. Ansonsten hat er nur selten über seine Ängste gesprochen.

Auch wenn seine große Abschiedstour schon lange hinter ihm lag, so hat er doch immer geglaubt, dass er noch einmal auf die Bühne zurückkönne. Diese Zuversicht war wie ein Schutzschirm für ihn. Vor allem hatte er den Traum, den König Lear von Shakespeare zu spielen. Eine Rolle, mit der er sich damals intensiv auseinandergesetzt hat.

Als er dann jedoch 2001 einen Schlaganfall bekam, war an Auftritte nicht mehr zu denken. Sein Gehirn hatte sehr gelitten. Es war vielleicht auch eine Gnade, dass er das selbst wohl nicht mehr wahrnehmen konnte. Zusammen mit Chris und dem sehr guten Pflegedienst konnten wir ihn zu Hause pflegen und dafür sorgen, dass sein Wunsch – zu Hause zu sterben – in Erfüllung ging.

Bis heute denke ich viel an meinen Patienten und Freund Hanns Dieter Hüsch. Nicht zuletzt war er für mich auch wichtig für meine eigene Krankheitsbewältigung. Nachdem ich 2003 wegen Prostatakrebs operiert worden war, hatte ich 12 Jahre geglaubt, ich hätte die Krankheit überstanden. Doch dann wurde vor fünf Jahren ein Rezidiv festgestellt. Da brach für mich die Welt zusammen. Zum Glück habe ich dann mit Prof. Müller in Bonn einen sehr klugen Operateur gefunden. Bei der danach anstehenden Bestrahlung habe ich wieder an meinen Freund Hanns Dieter gedacht: Dein alter Freund hat das damals so gut überstanden, jetzt bist du auch ein alter Mann und wirst das auch schaffen! 100 Jahre willst du nicht mehr werden, aber doch noch ein paar Jährchen leben und gucken, was aus den Enkeln wird.

Ich hätte damals auch sagen können: Ich setze mich jetzt im Lehnstuhl in meinen schönen Garten und lese noch ein paar Krimis. Stattdessen erlebe ich seither die kreativste Zeit meines Lebens und widme mich ganz der Schriftstellerei. Das Schreiben hilft mir, die Kraft in mir zu aktivieren. Diese Kraft gibt Zuversicht, das habe ich von meinen Freund Hanns Dieter gelernt.

»Heute waren Sie
für mich der Arzt!«

**Der Rheumatologe
Dr. Jürgen Strenger**

- ist Mitglied bei Slowfood und baut
  sein eigenes Gemüse an,
- verbringt gerne Zeit mit seiner
  Frau und seinen Kindern (11 und 15),
- fährt gerne Ski und liebt die Foto-
  grafie.

Es gibt Patienten, die ich zutiefst dafür bewundere, wie sie mit ihrer Erkrankung umgehen. Zu ihnen gehört Helga Weber, eine schlanke, gepflegte Frau mit blonden Haaren, stets modisch gekleidet. Mit ihren 70 Jahren wirkt sie immer noch drahtig und agil, wobei die stark verformten Hände und ihre Unsicherheit beim Gehen von ihrer Krankheit zeugen. Seit über 25 Jahren leidet sie an einer schweren rheumatoiden Arthritis.

Wie immer ist Frau Weber in ein Buch vertieft, wenn ich ins Behandlungszimmer komme.

»Hallo Frau Weber, welchen Autor haben Sie denn heute dabei?«

»Mal wieder meinen geliebten Hermann Hesse, ›Über das Glück‹.«

»Und was sagt uns Hesse über das Glück?«

»Zum Beispiel diesen schönen Satz: ›Glück gibt es nur, wenn wir vom Morgen nichts verlangen und vom Heute dankbar annehmen, was es bringt, die Zauberstunde kommt doch immer wieder ...‹«

»Ein Satz zum Einrahmen! Eigentlich sollte ich mir den in die Praxis hängen, aber ich weiß nicht, wie meine Schmerzpatienten das aufnehmen würden?«

»Schmerzen habe ich ja auch. Seit ein paar Tagen kann ich nur noch Humpeln – schauen Sie sich mal mein Knie an.«

Frau Weber zeigt mir ihr dick angeschwollenes Knie.

»Seit wann ist es so geschwollen?«

»Schon seit dem Wochenende.«

»Das sieht leider wieder nach einem Entzündungsschub aus.«

Ich gucke mir ihre Hände an, wo zum Glück keine Entzündungszeichen sichtbar sind. Schon lange kann Frau

Weber ihre Finger nicht mehr gerade ausstrecken. Die Finger bleiben gebeugt, können aber auch keine Faust mehr machen. Insgesamt ist die Kraft in ihren Händen deutlich vermindert. Doch Frau Weber hat erstaunliche Wege gefunden, mit diesen Einschränkungen umzugehen. So benutzt sie spezielle dicke Stifte zum Schreiben oder einen Nussknacker, um die Verschlüsse der Flaschen zu öffnen. Vor allem aber ist sie trotz ihrer verformten Hände in der Lage, sich um ihren Garten zu kümmern.

»Wie sieht es mit den Schmerzen aus?«

»Leider nicht nur der übliche Morgenschmerz, sondern ganz gemeine Dauerschmerzen vor allem im Kniegelenk.«

»Wir könnten natürlich jetzt Ihr Knie hier bei uns in der Praxis mit Kortison behandeln. Doch wegen Ihrer Vorgeschichte und Ihren anderen geschädigten Gelenken, würde ich Sie gerne wieder in eine Rheumaklinik einweisen. Das breite Therapieangebot dort mit intensiver Krankengymnastik und Kälte- und Wärmeanwendungen würde Ihnen sicher gut tun.«

»Das denke ich auch. Der letzte Klinikaufenthalt in Oberammergau ist mir noch in bester Erinnerung und er hat tatsächlich zu einer deutlichen Besserung geführt. Ich habe mich dort sehr wohl gefühlt, zumal ich in dieser schönen Umgebung häufig mit meinem Mann zum Wandern war. Wenn ich unsere alten Wege gehe, fühle ich mich ihm besonders nahe und denke an all das Schöne, was wir zusammen erlebt haben.«

Ihr Mann war schon schwer krank, als Frau Weber vor zehn Jahren in unsere Praxis kam. Trotz all ihrer Einschränkungen, hat sie ihn dann bis zu seinem Tod zu Hause gepflegt. Auch da habe ich bewundert, wie tapfer sie den Verlust ihres geliebten Partners bewältigt hat. Das geräumige Haus auf dem Land mit dem wunderschönen Garten ist ihr geblieben. Für sie ist es wie eine bleibende Verbindung mit ihrem Mann. »Er guckt ja von oben zu, ob ich seine Blumen auch in Schuss halte«, hat sie mir manchmal gesagt.

»Dann würde ich Ihnen jetzt eine Einweisung für die Rheumaklinik in Oberammergau ausstellen. Haben Sie denn jemand, der sich solange um ihren Garten kümmern kann?«

»Ich habe hilfsbereite Nachbarn und meine Tochter wird den Rasen mähen. Ringelblume, Goldmohn und Kapuzinerkresse habe ich bereits gesät. Wenn ich im April mal zwei Wochen in der Klinik bin, wird mein Garten mir das verzeihen. Die Hauptsache, ich bin im Mai zurück, wenn meine Pfingstrosen blühen und mein geliebter Flieder!«

»Es bleibt mir Ihnen jetzt eine erholsame und vor allem schmerzfreie Zeit in Oberammergau zu wünschen. Genießen Sie die Anwendungen!«

»Das werde ich sicher.«

Beim Aufstehen verzieht Frau Weber kurz das Gesicht: »Au, das tut gemein weh!« Aber ganz schnell fasst sie sich wieder, lächelt mich an und bedankt sich.

Nach ihren Besuchen frage ich mich manchmal, wie es wohl für mich wäre, wenn ich seit 25 Jahren mit so einer Erkrankung leben müsste? Hätte ich dann auch noch ihre Heiterkeit oder wäre ich zu einem verbitterten Griesgram geworden?

Dank neuer, wirksamer Medikamente können wir heute die rheumatoide Arthritis so behandeln, dass keine

Gelenke mehr kaputt gehen. Zumindest, wenn diese Medikamente frühzeitig eingesetzt werden. Doch als Frau Weber vor zehn Jahren in unsere Praxis kam, war ihre Erkrankung schon so weit fortgeschritten, dass bereits einige ihrer Gelenke zerstört waren. In den Röntgenbildern sahen sie wie angefressen aus. Besonders schlimm betroffen sind ihre Extremitäten: Ihre Hände mussten mehrfach handchirurgisch behandelt werden. Mal musste eine Sehne freigelegt werden, ein Handgelenk versteift werden oder die Fingergelenke operiert werden. In den Anfangsjahren musste sie fast jährlich solche Operationen über sich ergehen lassen. Auch in den Füßen sind Gelenke zerstört, weswegen sie eine spezielle Schuhversorgung benötigt. All diese Einschränkungen sind mit großen Schmerzen verbunden, vor allem während der in Schüben auftretenden Entzündungen.

Dass Frau Weber trotz zerstörter Gelenke in Händen und Füßen in der Lage ist, ihren großen Garten selbstständig zu versorgen, ist für mich ein kleines Wunder. Zugleich zeigt es, welche Kräfte Liebe mobilisieren kann. Denn ihre große Liebe ist ihr Garten. Sicher auch, weil sie diese Leidenschaft mit ihrem Mann geteilt hat.

Anfang Mai sitzt Frau Weber wieder in meinem Behandlungszimmer. Sie hat einen großen Strauß Pfingstrosen mitgebracht. »Direkt aus meinem Garten für Sie!«, lächelt sie.
»Die riechen ja wunderbar, ganz herzlichen Dank!« Ein angenehmer süßlicher Geruch mit einer leichten Zitrus-Note erfüllt den Raum.
»Und wie ist Ihnen die Klinik bekommen?«
Ein Strahlen geht über ihr Gesicht: »Sehr gut! Ich fühle mich in dieser Klinik schon fast wie zu Hause, was sicher

auch an den freundlichen Mitarbeitern dort liegt. Die Anwendungen haben wunderbar gewirkt und die Schwellung am Knie ist ganz zurückgegangen. Jetzt habe ich kaum noch Schmerzen und kann ich mich wieder ganz meinem Garten widmen. Gerade jetzt, wo alles anfängt zu blühen. Jasmin, Pfingstrosen und Flieder: der betörende Duft des Frühsommers. Da muss es einem doch gut gehen!«

»Jetzt muss ich Ihnen aber auch mal ein Kompliment machen: Sie sind für mich ein ermutigendes Beispiel für Resilienz!«, sage ich. »Manchmal habe ich mich gefragt, wie ich selbst mit Ihrer Krankheit leben würde? Könnte ich trotzdem ein heiterer Mensch bleiben, so wie Sie es können? Bitte verraten Sie mir: Was ist das Geheimnis Ihrer Zufriedenheit?«

»Oh, das war anfangs gar nicht so. Als ich beim Klavierspielen merkte, wie meine Finger immer unbeweglicher wurden und mir ständig Sachen aus der Hand fielen, bin ich richtig in Panik geraten. Als ich dann die Diagnose bekam, ist eine Welt für mich zusammen gebrochen. Ich war wütend und verzweifelt und habe erstmal versucht, die Krankheit zu verdrängen. Natürlich ohne Erfolg. Nichts war mehr wie vorher. Bis dahin gingen mir die Inventionen von Bach leicht von der Hand – jetzt verhaspelte ich mich schon in den ersten Takten. Ich habe die Noten wütend in die Ecke geknallt.«

Frau Weber richtig wütend? Gar nicht so einfach, mir das vorzustellen, so heiter und gelassen wie ich sie hier meistens erlebe.

»Was hat Ihnen damals geholfen aus der Spirale von Wut und Verzweiflung herauszukommen?«, frage ich.

»Vor allem mein Mann. Dass er immer gesagt hat: ›Unsere Liebe ist stärker als diese Krankheit – du wirst sehen!‹

Und dann hat er meinen Blick ganz gezielt auf das gelenkt, was auch jetzt trotz aller Einschränkungen noch geht: ›Du liebst deine Bücher, an denen kannst du dich weiter erfreuen. Du liebst dein Klavier, wenn es jetzt mit dem Spielen zu schwierig ist – lass andere für dich spielen! Wir fahren gerne in die Berge – auch das können wir weiter tun. Wir haben diesen zauberhaften Garten, wo wir im Sommer unter dem blühenden Lindenbaum sitzen und in den Abendhimmel schauen können. So viel Schönes, was unser Leben lebenswert macht ...‹

Und dann habe ich festgestellt: Ja, man kann Zufriedenheit trainieren. Sie werden lachen: Ich habe mir damals ein Dankbarkeitstagebuch angelegt. Da trage ich jeden Tag drei Dinge ein, für die ich dankbar bin: die Begegnung mit einer Freundin, das Telefonat mit meiner Tochter, der duftende Fliederbusch, der Gesang der Nachtigall. Da merkte ich sehr schnell: Was tut mir gut und was nicht? Und auch: Wer tut mir gut und wer nicht?«

»Und was schreiben Sie in Ihr Buch, wenn schlimme Schmerzen Sie plagen?«, frage ich.

»Scheißtag – aber auch der geht vorbei!« Wir lachen. »Wissen Sie, ich habe gelernt, dass auch die Schmerzen zu meinem Leben gehören. Aber ich konnte eben auch erfahren, dass man lernen kann, mit ihnen umzugehen. Und nicht zuletzt, dass es gute Medikamente gibt, die helfen können. Ich wünsche mir kein anderes Leben – ich vertraue dem Leben, so wie es ist.

Auch da halte ich es mit Hermann Hesse: Er hat mal gesagt, der Mensch solle sich überhaupt nichts wünschen, ›nichts als einen reinen, wachsamen Sinn, ein tapferes Herz und die Treue und Klugheit der Geduld, um damit so Glück wie Leiden, so Lärm wie Stille zu ertragen‹.«

»Das hat er aber schön gesagt! Und noch bemerkenswerter finde ich, dass Sie das mit Leben füllen können. Ich glaube, ich kann noch viel von Ihnen lernen!«

»Jetzt machen Sie mich verlegen. Ich habe schon auch Tage, wo es mir einfach nur reicht. Aber dann sage ich mir: Das Leben hat mich bis hierhin getragen, es wird auch weiter für mich sorgen.«

»Frau Weber, ich danke Ihnen sehr für dieses Gespräch. Heute waren Sie für mich der Arzt!«

Wir lachen und verabschieden uns.

Wie immer bin ich heiter gestimmt, wenn ich nach dem Besuch von Frau Weber aus dem Behandlungszimmer gehe. Und es stimmt tatsächlich: Es gibt Patienten, die mich reich beschenken.

»Wissen Sie, ich hoffe jetzt einfach«

**Die Psychoonkologin
Dr. Andrea Petermann-Meyer**

- hat durch ihre Patienten erfahren, dass es sich lohnt, ein schweres Schicksal anzunehmen und ihm das Beste abzutrotzen,
- ist sehr dankbar für das Leben,
- singt in einem Chor mit elf Freunden Folklore aus aller Welt, Pop und spirituelle Lieder, mittlerweile unter fachkundiger Anleitung eines Musikstudenten sogar dreistimmig!

Was muss diese junge Frau denn noch erleiden?, frage ich mich als Mona, die 26-jährige Arzthelferin, wieder vor mir sitzt und von ihrem neuen Befund berichtet. Im letzten Drittel der Schwangerschaft wurde bei ihr Brustkrebs festgestellt, weshalb sie noch vor der Geburt ihres Kindes eine Chemotherapie mit reduzierter Dosis bekam. Ihre Tochter wurde dann per Kaiserschnitt im 8. Schwangerschaftsmonat auf die Welt geholt, als das Kind nicht mehr gefährdet war. Als Mona wieder zu mir kommt, ist die Kleine sechs Monate alt und hat die gesamte Prozedur gesund überstanden. Auch ihr 5-jähriger Sohn ist wohlauf, doch Mona hat inzwischen Metastasen in der Leber.

Mein Optimismus, dass sie wieder vollständig gesunden wird, schwindet. Nach diesem frühen Rezidiv ist wohl leider klar, dass ihr Brustkrebs einen sehr schweren Verlauf nehmen wird – mit wahrscheinlich tödlichem Ausgang. Daher frage ich sie, wie sie jetzt damit umgehe, dass die Krankheit zurückgekehrt sei und das, was sie am meisten befürchtet habe, nun so greifbar sei: ihre Sorge, die Kinder nicht aufwachsen zu sehen und sie nicht auf ihrem Weg in die Welt begleiten zu können.

Mona schaut mich mit ihren großen braunen Augen an, überlegt einen Moment und sagt dann: »Wissen Sie, ich hoffe jetzt einfach. Für die nächsten zwei Monate hoffe ich einfach, dass alles gut geht. Danach kann ich mich innerlich auf die nächste Metastase einstellen. Und vier Wochen vor der nächsten Untersuchung habe ich ausreichend Zeit, mich dafür zu rüsten.«

Einen Moment lang bin ich sprachlos. Totale Verzweiflung, Wut und Tränen – all das könnte ich verstehen, aber so einen Satz? »Ich hoffe jetzt einfach.« Nicht einfach dahin gesagt, sondern mit einer Lebensklugheit, die mich umhaut.

Woher nimmt diese junge Frau die Kraft? Seit unseren Sitzungen weiß ich, dass sie in ihrer Kindheit und Jugend schon manche Schwierigkeiten bestanden hat. Sie ist also krisenerprobt und hatte wohl auch die Erfahrung gemacht, dass sie in der Not auf andere zählen konnte. Da war vor allem ihre Großmutter, bei der Mona als Kind jeweils Trost fand. Überhaupt wirkt Mona auf mich nie verbittert – nein, sie hat sich etwas Kindliches bewahrt; sie ist humorvoll, auch schlagfertig. Trotz allem.

Doch jetzt, woher nimmt sie die Kraft? Wohl kaum vom Vater ihrer Kinder. Ihn hatte sie ein paar Mal mitgebracht und er machte auf mich einen ziemlich labilen Eindruck. Mehrfach habe ich ihm angeboten, dass ich ihn krankschreiben könne, wenn es einen familiären Engpass gab. Doch aus Angst, seine Arbeit im Baumarkt zu verlieren, wollte er das nie. Von Mona habe ich von seinen Drogenproblemen erfahren. Er schien nicht gerade der Fels in der Brandung zu sein, den sie nun braucht.

Zum Glück verträgt sie die neu angesetzte Chemotherapie relativ gut. Ihre Haltung imponiert mir:»Ich trotze dem Leben die besten Seiten ab und das mache ich weiter, auch wenn mir der Krebs dazwischen gekommen ist. Er fordert seinen Tribut, aber den Rest behalte ich für mich.«
Natürlich hofft Mona nun, dass ihr Mann mit der Krise wächst und seine Verantwortung als Vater zweier kleiner Kinder annehmen kann. Leider zerschlägt sich diese Hoffnung: Ein paar Wochen später kommt Mona in Tränen aufgelöst.
»Ich fasse es einfach nicht. Statt für die Kinder da zu sein, hockt er in der Ecke und dröhnt sich zu! Und jetzt hat

er auch noch seine Arbeit verloren.« Sie weint bitterlich. »Habe ich das wirklich verdient?«, schluchzt sie. »Ich finde das Leben total ungerecht.«

Lange Zeit hat sie alles versucht, um seine Drogensucht gegenüber dem Jugendamt geheim zu halten. Schließlich wollte sie, dass er das Sorgerecht bekommt, wenn es mit ihr zu Ende geht. Mich hatte sie mehrfach gebeten, nichts von den Drogenproblemen in meinen Unterlagen festzuhalten. Doch jetzt erlebt sie, dass er wohl niemals in der Lage sein wird, gut für seine Kinder zu sorgen.

»Was meinen Sie, soll ich mich von ihm trennen?«, fragt sie mich.

»Was meinen Sie denn?«, frage ich zurück.

»Ich glaube, ich muss! Wenn er schon jetzt nichts für uns tun kann – wie soll es erst werden, wenn ich nicht mehr bin ...«

»Ich glaube, Sie haben Recht! Und ich werde alles tun, Sie bei dieser Trennung zu unterstützen.«

Wieder bin ich von Monas Lebensklugheit beeindruckt. Nach vielen Tränen sind wir rasch bei den praktischen Schritten: »Wo kann ich jetzt mit meinen Kindern hin?«

Erstmal zu ihrer Mutter. Die Kinder lieben ihre Oma und sind gerne bei ihr. Und dann wird sich schon eine Wohnung finden. Gesagt, getan. Schon drei Wochen später zieht Mona mit den Kindern aus. Wenig später ist auch eine neue Wohnung gefunden.

»Es war der richtige Schritt – ich merke das jeden Tag. Ich war es so satt, mit ihm zusammen zu leben!«, erzählt sie mir bei der nächsten Konsultation.

Mona schöpft Kraft und neue Zuversicht. Einige Monate später überlegt sie sogar, ihre amputierte Brust wieder aufbauen zu lassen.

»Mein Arzt fragte mich, ob sich das noch lohne. Was meinen Sie denn?«

Wie immer spiele ich den Ball zurück, worauf sie sagt: »Doch, ich finde schon. Ich weiß zwar nicht, wie lange, aber ich hätte Spaß an einer neuen Brust. Wenn sie wieder symmetrisch wäre. Und vielleicht lerne ich ja doch noch einen neuen Partner kennen?!«

Also mache ich ihr Mut, den Brustaufbau vornehmen zu lassen. Und das Wunder geschieht: Mona, metastasiert, mit zwei kleinen Kindern und wieder aufgebauter Brust findet einen neuen Partner.

»Wann soll ich ihm eigentlich sagen, dass ich Brustkrebs habe?«, fragt sie mich nach dem ersten Date mit ihm. Wir sprechen lange darüber und dann ist für sie klar, dass sie beim nächsten Mal erzählen wird, dass sie an Brustkrebs erkrankt sei und eine künstlich aufgebaute Brust habe. Seine Reaktion ist großartig: »Das ist mir ganz egal! Ich mag dich so, wie du bist, und möchte mit dir zusammen sein!«

Monas neuen Partner habe ich kurz darauf kennen gelernt. Ich freue mich mit ihr, weil er so ein netter Mann ist. Endlich jemand, auf den sie zählen kann! Schnell hat er sich mit ihren Kindern angefreundet und ist sehr hilfsbereit und unterstützend.

Nach ein paar Monaten fragt er Mona, ob sie nicht mit den Kindern zu ihm, in sein Haus ziehen wolle. Und Mona will. Doch kurz vor dem geplanten Einzug die nächste Katastrophe: Bei Mona wird eine Peritonealkarzinose festgestellt. Das ist eine Aussaat von Tumorzellen über das ganze

Bauchfell mit einer sehr schlechten Prognose. Jetzt ist also nicht nur die Leber, sondern das ganze Bauchfell befallen.

Verzweifelt ruft Mona mich an: »Lohnt sich das, jetzt noch umzuziehen?«

»Was denken Sie?«

»Ich würde so gerne ...«

»Dann machen Sie es doch!«

Mona ist mit ihren beiden Kindern zu ihrem neuen Partner gezogen und hat dort noch anderthalb Jahre gelebt. In dieser Zeit hat sie alles geregelt, was zu regeln war. Vor allem das Sorgerecht für ihre Kinder. Für ihre kleine Tochter bekam es ihre Mutter, für den älteren Sohn ihr neuer Partner. Obwohl es nur knapp drei Jahre waren, die Mona mit ihm zusammen sein konnte, war es für ihn klar, dass er den Jungen zu sich nehmen würde. Denn auch mit ihm verstand er sich sehr gut. Für Mona war das eine riesige Erleichterung: Jetzt wusste sie, dass ihre Kinder in guten Händen sind.

Drei Wochen vor ihrem Tod haben die Beiden geheiratet. Das geschah sicher auch für die Kinder, aber vor allem war es eine echte Liebesheirat. Sie wollten ihre Liebe nach außen demonstrieren. Und da war wieder ihre Haltung: Wenn ich jetzt nicht Krebs hätte, würden wir heiraten – also heirate ich auch jetzt!

Damals ging es ihr schon sehr schlecht und so hat sie mich kurz nach der Heirat gefragt: »Soll ich jetzt aufhören zu essen? War es das jetzt?«

Ich überlege kurz: »Nein, noch nicht.«

Ich habe ihr dann versprochen, alles dafür zu tun, dass sie friedlich zu Hause sterben könne. »Sie werden nicht leiden müssen! Wir können Sie, wenn es so weit ist, palliativ sedieren, sodass Sie in einen langen Schlaf fallen.«

Und so haben wir es mithilfe des ambulanten Palliativ-Dienstes auch gemacht. Zuletzt war ich an einem Donnerstag – fünf Tage vor ihrem Tod – bei ihr. Sie hatte eine schlimm aufgeschwollene Leber und konnte nichts mehr essen und trinken, weil sie so stark unter Übelkeit litt. »Können wir jetzt damit beginnen, was Sie immer gesagt haben, dass ich nur noch tief schlafe?«, fragte sie. Daraufhin hat sie sich von ihren Lieben verabschiedet und wurde palliativ sediert. Am darauf folgenden Dienstag ist Mona gestorben.

Mona war eine meiner ersten Patienten als Psychoonkologin und ich habe enorm viel durch sie gelernt. Oder sagen wir so: Wir haben zusammen gelernt! Meine Aufgabe bestand vor allem darin, sie immer wieder zu ermuntern: Tue einfach das, was du intuitiv für richtig hältst.

Sich als Todkranke vom Partner trennen?

»Ja, weil es für mich und meine Kinder besser ist!«

Sich mit dieser Prognose die Brust neu aufbauen lassen?

»Ja, weil ich mich dann besser fühle!«

Vom Tod gezeichnet, heiraten?

»Ja, weil ich ihn liebe!«

Ihre Haltung: Dem Krebs nur überlassen, was er nimmt. Keinen Millimeter mehr. Ansonsten: leben! Bei Mona hatte das nichts mit positivem Denken zu tun. Sie hat sich ihre Situation nie schön gedacht – nein, sie war auch oft verzweifelt und hat geweint. Dann wiederum konnte sie die Krankheit auch einfach verdrängen. Selten habe ich einen Menschen erlebt, der in so einer Situation den Satz sagen konnte: »Für die nächsten zwei Monate hoffe ich einfach ...« Oder sie ging ihr Leiden mit Galgenhumor an und war dann später wieder bereit, sich mit der Krankheit zu konfrontieren und nach guten Lösungen zu suchen. Eines war sie immer: authentisch. Wenn sich einer nicht verstellen wollte, dann war Mona es!

Intuitiv spielte Mona mit den verschiedenen Optionen, und genau das versuchen wir Psychoonkologen unseren Patienten beizubringen: Es gibt ein Spektrum an Reaktionen, die dabei helfen können, mit der Krankheit so umzugehen, dass sie nicht alles überschatten. Und da haben Trauer und Tränen einen wichtigen Platz. Der Patient muss sich auf viele neue Situationen einstellen. Das geht am besten mit Tränen. Siehe die Trennungszeremonie am Bahnhof: Man bewältigt den Abschied leichter, wenn man ein paar Tränen verdrückt. So ist das auch beim Krebs. Der hat ja auch Abschied und Verlust von etwas im Gepäck, was man nicht hergeben will: Gesundheit, Arbeit, Tatkraft und vieles mehr. Immer wieder muss die Patientin Dinge loslassen, die sie lieber behalten würde. Darüber zu weinen, ist hilfreich. Das konnte Mona, und sie konnte sich trösten lassen. Das ist gar nicht so selbstverständlich: Ich erlebe immer wieder Patienten, die können zwar weinen, aber sich eben nicht trösten lassen. Sie konnte beides, und sie hat stets jemanden gefunden, der sie getröstet hat. Sie war eben auch sozial sehr kompetent.

Mittlerweile belegen gute Untersuchungen, dass die wenigsten Menschen bei einer einzigen Bewältigungsstrategie bleiben. Das ist auch gut so, denn wenn man auf jede Lebenskrise mit derselben Strategie reagiert, ist das vielleicht beim ersten Mal passend, aber für alle folgenden möglicherweise nicht mehr. Durch Mona habe ich gelernt, wie sehr es helfen kann, wenn man über viele unterschiedliche Strategien verfügt.

Seither bemühe ich mich, meine Patienten zu motivieren, möglichst viele Optionen auszuprobieren. Natürlich geht das nicht auf Zuruf. Das ist ein Prozess. Zunächst versuche ich zu verstehen, warum jemand so reagiert, wie er reagiert. Dann versuche ich mit ihm zusammen, seine Reaktion von außen zu betrachten. Als nächstes, eine Alternative zu denken, um dann schließlich mit ihm zu überlegen, die auch mal auszuprobieren.

Mona beherrschte dieses Spiel der Möglichkeiten intuitiv. Und nie wieder habe ich eine Patientin erlebt, die so gekonnt auf der Klaviatur der Bewältigungsstrategien spielen konnte. In dieser Hinsicht war sie ein Naturtalent.

Länger gelebt hat sie deswegen wohl nicht, aber ganz ohne Frage: besser!

Das alles ist fast 20 Jahre her – doch selbst heute noch denke ich manches Mal an diese bemerkenswerte junge Frau. Und nicht nur mir geht es so, sondern auch ihrem damaligen Onkologen, den ich vor einigen Jahren wieder traf. Auch bei ihm bemerkte ich diese Mischung aus Bewunderung und tiefem Mitgefühl, als er über sie sprach.

Mona bleibt für mich ein Beispiel für große Bewältigungskraft: ein schweres Schicksal anzunehmen und ihm das Beste abzutrotzen.

»Aber was ist mit dem Tod, der sich vielleicht schon auf den Weg gemacht hat?«

**Der Psychotherapeut
Dr. Alexander Cherdron**

- ist Autor des Buches »Väter und ihre Söhne – Eine besondere Beziehung«,
- hat kürzlich seine alte Band zusammen getrommelt, da er mit dem Älterwerden seiner drei Kinder wieder mehr Zeit für seine Musik hat,
- ist häufig und mit großer Leidenschaft auf seinem Rennrad anzutreffen.

Es gibt Patienten, die mich als Mensch und Arzt für immer geprägt haben. Eine von ihnen ist Mary Cellamare, die vor 20 Jahren in meine Praxis kam. Ich hatte sie zwei Jahre zuvor eröffnet und war damals 35 Jahre alt.

Mary Cellamare, promovierte Literaturwissenschaftlerin und 60 Jahr alt, war eine attraktive Frau. Sie besaß eine schlanke Figur, trug blond gefärbtes, lockiges Haar und war stets elegant gekleidet. Einige Monate vor ihrer ersten Konsultation in meiner Praxis war bei ihr ein Zungenkarzinom festgestellt worden. Nach der Operation, bei der ein kleines Stück der Zunge entfernt werden musste und der anschließenden Bestrahlung hatte der Hausarzt ihr gesagt, dass eine psychotherapeutische Begleitung vielleicht hilfreich sein könnte. So kam sie zu mir.

Da bereits Lymphknoten am Hals befallen waren, wusste sie, dass ihre Prognose nicht gut war. Anders ausgedrückt: Der Tod hatte sie bereits in sein Navi eingegeben, und vielleicht war er auch schon losgefahren. Aufgrund dieser Diagnose stellte ich mich auf eine typische psychoonkologische Begleitung ein, in der u. a. folgenden Themen nachgegangen wird: Was ist unerledigt und kann vielleicht noch erledigt werden? Was sind wichtige Ressourcen, die helfen können? Und was ist im Angesicht des Todes noch wichtig? Bei all diesen Fragen wollte ich sie begleiten und unterstützen. Doch alles kam anders.

Eine heitere, gut gelaunte Frau sitzt mir gegenüber. Die Spuren der Operation – eine leichte Verschiebung des Kiefers und die Narben am Hals – hat sie geschickt mit einem Seidentuch kaschiert. Beim Sprechen höre ich eine gewisse Beeinträchtigung. Sie leidet unter vermehrten Speichelfluss, sodass sie den Speichel immer wieder aufsaugen muss, deshalb klingt ihre Sprache leicht verwaschen.

»Wie geht es Ihnen mit dieser Diagnose?«

»Das ist natürlich nicht schön, schließlich ist die Sprache mein Leben. Ich liebe die Literatur und unterrichte an der Uni. Doch solange das noch geht, gebe ich nicht auf.«

»Spielte die Literatur schon immer eine wichtige Rolle für Sie?«

»Ja, auf jeden Fall!« Ein Strahlen gleitet über ihr Gesicht. »Wissen Sie, ich bin mit Büchern groß geworden. Mit Büchern und mit Sprachen.«

Mary Cellamares Vater war Amerikaner, die Mutter Deutsche, die ersten zehn Jahre ihrer Kindheit hat die Familie in den USA verbracht.

»Mein Vater war Geschäftsmann und immer viel unterwegs. Meine Mutter hat mir zu Hause oft vorgelesen, und so ist meine Liebe zu den Büchern entstanden. Überhaupt haben mir meine Eltern sehr viel mitgegeben. Nicht nur die Liebe zur Literatur, auch das Reisen und das Leben in unterschiedlichen Ländern. Sie waren immer für mich da. Ich war ja auch ihr einziges Kind. Als ich zehn war, zogen wir nach Deutschland und später für einige Jahre nach Paris.«

»Dann sind Sie also mit mehreren Sprachen groß geworden?«

»Ja, ich bin zweisprachig mit Englisch und Deutsch aufgewachsen, später habe ich noch Französisch und Italienisch gelernt. Mehr als 25 Jahre habe ich in Italien gelebt. Dem Land, wo ich Mario, meine große Liebe, traf!«

»Das ist Ihr Lebensgefährte?«

»War. Vor zehn Jahren ist er bei einem Flugzeugabsturz ums Leben gekommen. Der Schmerz hat mich damals fast zerrissen. Aber dann habe ich gelernt, dass das Leben trotzdem weitergeht. Auch da hat die Literatur mir geholfen.«

»Wie lange waren Sie mit Mario zusammen?«

»Wir waren zwanzig Jahre verheiratet. Er war ein lebensfroher und ein sehr gut aussehender Mann. Da er Diplomat war, sind wir viel gereist und haben in unterschiedlichen Ländern gelebt. Die letzten Jahre lebten wir dann wieder in Rom.«

»Haben Sie gemeinsame Kinder?«

»Leider konnte ich keine Kinder bekommen. Dieser Wunsch blieb uns verwehrt.«

Nach Wiesbaden kam Mary Cellamare wegen des Berufs. »Ich erhielt eine Stelle für deutsche Literatur bei den Amerikanern und habe außerdem einen Lehrauftrag an der Universität in Frankfurt. Übrigens halte ich nächste Woche bei der Deutsch-Italienischen Literatur-Gesellschaft einen Vortrag über Elsa Morante. Kennen Sie Ihren Roman ›La Storia‹?«

»Nein, leider habe ich noch nichts von ihr gelesen.«

»Das müssen Sie unbedingt nachholen!«

Ihre Literaturempfehlungen werden zum roten Faden unserer Sitzungen: »Herr Cherdron, haben Sie denn schon den neuen Grass gelesen? ›Mein Jahrhundert‹. Ich muss sagen, das hätte ich ihm gar nicht mehr zugetraut. Ein wirklich lohnendes Buch.«

Vor jeder neuen Sitzung frage ich mich, wann kommen wir zum Thema? Zu der Frage: Was bleibt im Angesicht des Todes? Doch die lebhafte Literaturexpertin sitzt jeweils gut gelaunt vor mir und möchte lieber über Günter Grass sprechen: Dass sein »Weites Feld« wohl eher missglückt sei, da müsse sie dem Großkritiker Marcel Reich-Ranicki dann doch mal Recht geben, jetzt aber, bei »Mein Jahrhundert«, zeige er sich als Meister der kleinen Form.

Immer wieder versuche ich unser Gespräch zurück zu ihrer Erkrankung zu bringen:»Was würde Ihnen jetzt angesichts Ihrer Erkrankung gut tun?«

»Mir tut es gut, mich mit Ihnen über Literatur zu unterhalten. Über die schönen Dinge des Lebens wie die wunderbare Tizian-Ausstellung, die gerade im Frankfurter Städl zu sehen ist. Haben Sie die schon besucht?«

»Nein, aber die habe ich mir auch schon vorgemerkt.«

»Das sollten Sie auch. Sehen Sie, Herr Cherdron, das Leben ist einfach zu kurz, um sich das entgehen zu lassen, was uns erheben kann. Und das kann die Kunst.«

Natürlich gebe ich ihr Recht. Gleichzeitig muss ich an Herbert Grönemeyers Liedzeile denken:»Der Mensch heißt Mensch, weil er vergisst, weil er verdrängt.« Und anscheinend kann er das auch noch im Angesicht des Todes.

Nach und nach wird mir klar, dass der Arbeitsauftrag, den ich mir selbst gegeben habe, nicht das ist, was Mary Cellamare von mir will. Sie sucht das gepflegte Gespräch mit einem jüngeren Menschen über Dinge, die sie erlebt hat und die ihr Freude bereiten.

»Herr Cherdron, ich habe wieder einen Witz mitgebracht. Den muss ich Ihnen noch unbedingt erzählen.«

Auch ihre Witze sind stets gut und intelligent. Aber was ist mit dem Tod, der sich vielleicht schon auf den Weg gemacht hat?

Mehr als 15 Sitzungen verbrachten wir im heiteren Austausch. Natürlich lenkte ich unsere Gespräche immer wieder auf ihre Diagnose, aber schließlich akzeptierte ich, dass sie es lieber mit Herbert Grönemeyer halten wollte. Oder war es gar kein Verdrängen, sondern besondere Lebensklugheit? Ihre Heiterkeit war ja nicht gespielt und ich habe ihr geglaubt, dass sie von Kindesbeinen an viel Schönes erlebt hat.

Auch später habe ich immer wieder Patienten erlebt, die sagten: »Es ist alles gut, ich hatte ein schönes Leben.« Und doch gab es bei ihnen Themen, die noch geklärt werden wollten. Anders bei Mary Cellamare: Offensichtlich wollte sie nichts mehr bearbeiten und aufräumen.

Und dann wurde ein gutes halbes Jahr später bei der Nachsorge erneut Krebs festgestellt. Sie musste nochmals operiert werden und wieder wurde dabei ein Stück der Zunge entfernt. Dadurch war der Speichelfluss so stark geworden, dass ihre Sprache sehr verwaschen wurde. Jetzt war es manchmal wirklich schwer, sie zu verstehen. Verzweifelt und in Tränen aufgelöst habe ich sie auch dann nicht erlebt. Stets war sie elegant gekleidet und auf ihr Äußeres bedacht.

»Herr Cherdron, ich weiß, wohin diese Reise gehen wird, und das will ich nicht mehr! Sie wissen: Sprache ist mein Leben! Und jetzt höre ich mich an wie eine Alkoholikerin. Überall muss ich sagen: Nein, ich bin nicht betrunken – ich wurde nur operiert. Das will ich nicht, daher werde ich meinem Leben ein Ende setzen.«

Immer wieder unterbrach der Speichelfluss ihre Rede. Das Sprechen war für diese stolze Frau zu einem Kraftakt geworden und mir imponierte die enorme Klarheit, die sie trotz allem hatte. Ihr Vorgehen war ungewöhnlich: Nach mehr als 15 Stunden Therapie ist eine solche Entscheidung normalerweise Gegenstand der Therapie; doch Mary Cellamare hatte sie ganz allein getroffen.

»Können Sie mir auf diesem Weg behilflich sein?«

Zuvor hatte sie mir erzählt, dass sie bereits die Schlaf- und Beruhigungsmittel gesammelt habe, die der Hausarzt ihr verschrieben hatte. »Aber es gibt ja immer wieder Fälle, da wachen die Patienten trotzdem wieder auf. Können Sie mir etwas verschreiben, sodass ich sicher sein kann, dass das nicht passiert?«

Ich bat um Bedenkzeit. Für mich bedeutete ihr Anliegen einen enormen Gewissenskonflikt. Einerseits konnte ich ihre Entscheidung verstehen, zumal mir klar war, was ihr bevorstehen würde: großes Leid. Aber ist es nicht meine vordringlichste Aufgabe als Arzt, Leben zu schützen?

Schließlich habe ich mich entschieden, Mary Cellamare ein Rezept für ein Antidepressivum auszustellen. In diesem Moment dachte ich: Das macht Sinn! Sie hat für sich bilanziert: So kann und will ich nicht mehr leben! Und das war keine Entscheidung aus einer Depression heraus – nein, sie war bei klarem Verstand und handelte nicht aus einer momentanen Stimmung heraus. Und würde ich nicht in ihrem Fall genauso handeln wollen?

»Wenn Sie davon 30 Tabletten nehmen plus Ihre Schlaf- und Beruhigungstabletten, bekommen Sie Herzrhythmusstörungen. Da werden Sie mit großer Wahrscheinlichkeit nicht mehr aufwachen.«

Doch schon wenig später überkamen mich große Zweifel: Ich kann das nicht machen, ich bin doch Arzt! Gerade war mein zweites Kind geboren worden. Wie kann ich Leben auf die Welt bringen und dann so etwas tun?! Und schließlich fühle ich mich dem hippokratischen Eid verpflichtet: Ich habe geschworen, Leben zu schützen!

So fuhr ich noch am gleichen Abend zu ihr, um das Rezept zurückzuholen. Als Mary Cellamare die Tür öffnete, war sie sehr erstaunt, mich zu sehen.

»Ich möchte Sie bitten, mir das Rezept zurückzugeben.«

»Das Rezept kann ich Ihnen nicht mehr geben, denn ich habe die Tabletten bereits geholt«, antwortete sie ganz ruhig. »Aber, Herr Cherdron, ich kann Sie verstehen. Unsere Gespräche haben mir immer sehr gut getan und deswegen möchte ich nicht, dass Sie wegen mir in einen ewigen Konflikt geraten.«

Sie gab mir die Tabletten und sagte, sie würde einen anderen Weg finden.

Wenige Tage später rief sie mich an und sagte, sie habe sich jetzt an Dignitas, den Verein für Sterbehilfe, in der Schweiz gewandt. Ein Mitarbeiter dieses Vereins würde ihr am nächsten Tag die nötigen Mittel bringen. Auch das Beerdigungsinstitut habe sie bereits beauftragt, um alles Weitere zu erledigen.

»Herr Cherdron, haben Sie nochmals Dank für unsere schönen Gespräche. Leben Sie wohl!«

»Wird Sie jemand auf Ihrem letzten Weg begleiten?«

»Nein, das möchte ich nicht. Es ist alles gut, wie es ist.«

Auch diesmal kein Zittern in der Stimme, kein Schluchzen. Was für eine stolze Frau. Bis zum Schluss autonom bleiben. Dafür blieb ihr Innerstes im Verborgenen – nicht nur für ihre vielen Bekannten, auch für mich als Therapeut.

An jenem Abend, als ich das Medikament zurückholte, nahm sie nach unserem Gespräch eine wunderschön bemalte Schale aus ihrer Glasvitrine und gab sie mir.

»Ich möchte Ihnen etwas schenken, damit Sie sich an mich erinnern ...«

Diese kleine, japanische Schale aus feinstem Porzellan steht seither in meiner Praxis und erinnert mich an Dr. Mary Cellamare. Fast jeden Tag.

»Es gibt keine hoffnungslosen Fälle!«

**Der Psychiater
Dr. Joseph Fischer**

- wandert gerne und ist passionierter Langstreckenläufer,
- liebt Jazz und spielt Kontrabass,
- ist überzeugt, dass man alle medizinischen Möglichkeiten ausschöpfen muss.

»Ich werde hier mundtot gemacht! Mir geht's miserabel! Dabei hatte ich das schönste Erlebnis meines Lebens.« Missmutig sitzt der junge Mann auf seinem Bett.

»Dann erzählen Sie doch mal!«, fordere ich ihn auf.

Er mustert mich kurz und seine Miene verändert sich. Die Erinnerung an etwas Schönes scheint ihm die Anspannung zu nehmen.

»Alles war auf einmal so hell«, beginnt er zögernd und ich nicke ihm aufmunternd zu.

»Da war so viel Licht. Ich war umhüllt von diesem Licht. Und auf einmal konnte ich alles verstehen. Als hätte ich den Schlüssel bekommen, um die Tür der Geheimnisse zu öffnen. Dann vernahm ich die Botschaft: Du bist erwählt – ich habe Großes mit dir vor.«

Skeptisch mustert er mich. »Ich glaube nicht, dass Sie das verstehen können.«

»Ich finde das hochinteressant – erzählen Sie doch weiter.«

»Ja, diese Stimme ... Und ich blickte in diesen unendlichen Raum und verspürte eine grenzenlose Freiheit. Ein ganz großes Glück. Die Stimme sagte mir: ›Du bist erwählt – jetzt gehe hinaus und teile dein Glück mit deinen Untertanen‹.«

Gebannt lausche ich seiner Erzählung. Was für eine Zauberwelt – was muss das für ein Gefühl sein?! Auf einmal alles voller Bedeutung und die Welt liegt einem zu Füßen. Das würde ich schon gerne auch mal erleben!

»Ja, so war das«, sagt er am Schluss und wieder verfinstert sich seine Miene. »Hier geht's mir richtig schlecht. Diese Medikamente sind schrecklich! Ich möchte nach Hause!«

»Das kann ich sehr gut verstehen. Ich werde schauen, was ich tun kann – aber etwas Geduld müssen Sie schon noch haben«, versuche ich ihn zu beschwichtigen.

Resigniert nickt er.

1990. Er ist mein erster Patient im Landeskrankenhaus. Als Anfänger hatte ich trotz des Studiums im Grunde keinen Schimmer von der Psychiatrie, deshalb werde ich von einer erfahrenen Kollegin eingearbeitet. Nach ein paar Wochen sagt sie zu mir: »Du bekommst jetzt ein paar Patienten, die nicht so kompliziert sind. Sie sind schon medikamentös eingestellt und du kannst sie auf dem Weg in die Entlassung begleiten.«

So begegne ich diesem jungen Mann und bin zunehmend fasziniert von seiner Geschichte. Als Neuling in der Klinik hat man ja meist die Vorstellung, wenn jemand in der Psychiatrie landet, ist das eine gescheiterte Existenz: stammt vermutlich aus einer Randgruppe, ist drogenabhängig oder Heimkind. Nichts davon bei diesem 25-Jährigen. Er hat bis dahin ein völlig unauffälliges Leben geführt. Nichts deutet auf psychische Probleme hin: Nach der Schule kam die Ausbildung und dann hat er gleich eine Stelle in der Verwaltung eines größeren Betriebes in Köln gefunden. Nie gab es Probleme mit den Arbeitskollegen und auch das Verhältnis zu seinen Eltern schien gut zu sein. Ein ganz normaler junger Mann – ohne Auffälligkeit, der jeden Tag im Betrieb seine Pflicht tat.

Und dann auf einmal verschiebt sich die Wahrnehmung. Er fühlt sich auserwählt, ja erleuchtet. Alle Rätsel dieser Welt erschließen sich ihm. Natürlich geht er, der Erwählte, auch nicht mehr zur Arbeit, stattdessen steigt er in der Nachbarschaft in eine fremde Wohnung ein. Dort nimmt er ein Bad, zieht später den Bademantel an, der zu seiner Königsrobe wird und schreitet ans Fenster, um eine Ansprache an seine Untergebenen zu halten. Schließlich hatte die Stimme ja gesagt: »Teile dein Glück mit deinen Untertanen!«

Es dauert nicht lange, bis die Nachbarn die Polizei verständigen. Als ihn die Beamten mitnehmen wollen, ist er empört:»Das dürfen Sie nicht! Ich genieße Immunität – Sie dürfen mich nicht anfassen!«Davon lassen sich die Polizisten nicht beeindrucken und bringen ihn in die Landesklinik, wo er erst einmal eine Beruhigungsspritze bekommt.

In den folgenden Wochen sehe ich den Patienten jeden Tag.»Ich vertrage die Medikamente nicht. Kann man die Dosis nicht wenigstens reduzieren?«, fragt er mich immer wieder.»Nein!«, antworte ich kategorisch.»Es ist ganz wichtig, dass Sie Ihre Medikamente nehmen, schließlich wollen Sie doch bald nach Hause.«

Dennoch frage ich mich, ob das wirklich richtig ist. Bis zu diesem Zeitpunkt war ich überzeugt: Wenn jemand eine psychische Störung hat, muss man eben dafür sorgen, dass man die Symptome zum Verschwinden bringen kann – entweder mit Psychotherapie oder mit Medikamenten oder mit beidem. Bei diesem jungen Mann tut es mir regelrecht leid, dass er nun durch die Medikamente auf den harten Boden der Realität zurückgeworfen wird. Zumal er sie eben nicht gut verträgt und unter Denkhemmungen, Muskelsteifheit und Depressionen leidet.

Inzwischen weiß ich, dass sein schlechter Zustand nicht nur durch die Medikamente bedingt war, sondern dass nach jedem extremen Hoch zwangsläufig ein tiefes Tal kommt. Und verständlicherweise wollte der junge Mann zurück zu seinem Hochgefühl. Diesen Zustand erinnerte er zwar nicht in allen Details, aber er wusste noch, wie großartig es war, ganz im Licht zu sein und alles zu verstehen. Und die Welt lag ihm zu Füßen.

Da war auch keine Scham zu bemerken, als er mir davon berichtete. Und ich hing regelrecht an seinen Lippen. Nach und nach hat dieser junge Mann die Behandlung akzeptiert und wurde nach dreimonatiger Behandlung aus der Klinik entlassen. Das war damals die übliche Verweildauer.

20 Jahre später treffe ich ihn an einer Bushaltestelle wieder. In den Jahren dazwischen habe ich immer wieder einmal an ihn gedacht. Zumeist mit schlechtem Gewissen. Schließlich hatte ich ihm immer gepredigt: Die Dosis darf auf keinen Fall verringert werden! Ich habe ihn dann angesprochen und er erzählte mir, dass es ihm gut gehe und er immer noch im gleichen Betrieb arbeite. Wenig später kam er zu mir in die Praxis. Seine Psychiaterin war mittlerweile in den Ruhestand getreten. Dass er mir sein Vertrauen schenkte, hat mich sehr gefreut.

Heute ist er ein Mann von Mitte 50 – genauso unauffällig wie zuvor. Nie wieder hat er ein solches Hochgefühl erlebt. Er musste dann auch nicht mehr in der Klinik und hat lediglich mehrfach eine psychosomatische Kur gemacht.

Das ist schon eine sehr bemerkenswerte Geschichte, wenn man an den Anfang mit dieser schweren schizoaffektiven Psychose denkt. Tatsächlich ist so ein Realitätsverlust nicht mehr bei ihm aufgetreten. Allenfalls leidet er manchmal unter Stimmungsschwankungen.

Nach wie vor nimmt er seine Medikamente. Auch das ist erstaunlich. Denn sich nicht als krank zu betrachten, ist bei den meisten Psychosen aus dem schizophrenen Formenkreis ein Merkmal der Krankheit. Wenn jemand allerdings den Aufenthalt in der Psychiatrie als sehr schlimm empfand, kann das dazu führen, dass er sagt: »Ich tue jetzt alles, um nicht wieder in der Klinik zu landen. Dafür bin ich auch bereit, die Medikamente zu nehmen.« Pragmatische Behandlungsbereitschaft nennt man das. Ich habe mit ihm nie wieder über sein damaliges Erleben gesprochen. Meist setzt da ein Verdrängungsprozess ein und heute würde er wahrscheinlich sagen:»Ja, damals war ich schon etwas schräg drauf.«

Es gibt noch eine andere Patientin, die mir aus meiner Klinikzeit in Erinnerung ist. Auch durch sie habe ich etwas Wichtiges gelernt: Eine Frau um die 40, apathisch liegt sie auf ihrem Bett – ihr Gesicht wie versteinert. Das Sprechen fällt ihr schwer.»Es ist unerträglich so zu leben«, sagt sie mit leiser Stimme. Nach und nach erfahre ich ihre Geschichte: Ihren Mann hat sie im Studium kennen gelernt. Nach Abschluss des Studiums haben sie geheiratet und zwei Kinder bekommen, die mittlerweile Teenies sind. Ihr Mann hat Karriere gemacht, sie den Haushalt. So ist sie auf der Strecke geblieben – mit zwei Kindern, die sich jetzt nichts mehr von ihr sagen lassen wollen, die sie nicht für voll nehmen. Und an einen Mann gebunden, der mit seinem Beruf verheiratet ist und abends keine Zeit hat.

Als ich ihre Geschichte höre, scheint der Fall für mich klar. Wieso hat sie sich auch als Hausfrau abstempeln lassen? Schließlich hätte man die Kinder auch anders groß bekommen – zum Beispiel mit Hilfe von Au-Pair-Mädchen. Da muss sie sich nicht wundern, wenn sie schwer depressiv wird.

Mein Chef behandelt sie mit Anti-Depressiva. Wozu soll das gut sein? Was sollen Medikamente bringen, wenn es im Grunde darum gehen muss, das eigene Leben zu ändern? Es selber in die Hand zu nehmen und etwas draus machen!

Als die Medikamente nicht helfen, besteht mein Chef darauf, die Dosis zu erhöhen. Und zu guter Letzt will er auch noch, dass Lithium dazu gegeben wird. Was für ein Quatsch, denke ich. Aber mein Chef ist weisungsbefugt und so führe ich alle Untersuchungen durch, die für eine Lithium-Therapie nötig sind. Dann fahre ich für zwei Wochen in Urlaub.

Zurück aus dem Urlaub, gehe ich sofort ins Stationszimmer, um mich nach der Patientin zu erkundigen. »Sie hat ja vor meinem Urlaub noch Lithium bekommen – das hat doch sicher nichts gebracht, oder?«

»Gucken Sie sich die Patientin jetzt mal an«, antwortet mir die Schwester mit überlegenem Lächeln.

Als ich sie dann in ihrem Zimmer sehe, kann es nicht fassen. Dort sitzt eine selbstbewusste, attraktive Frau, die sogar lachen kann. Sie ist wie ausgewechselt! Nichts erinnert mehr an die maskenhafte Gestalt, der ich zwei Wochen zuvor begegnet bin. Mein Chef hatte also Recht, wie peinlich!

Natürlich gibt es auch Depressionspatienten, die irgendwann auch ohne Medikamente wie Phönix aus der Asche steigen. Bei dieser Frau jedoch führe ich die erstaunliche Wende auch heute noch auf das Lithium zurück. Dafür spricht schon der eindeutige zeitliche Zusammenhang.

Ich fand das so bemerkenswert, dass ich für mich die Lehre daraus gezogen habe: Niemals einen Patienten abstempeln oder als hoffnungslosen Fall abschreiben! Stattdessen intensiv darüber nachdenken, was man machen kann. Wir haben ja verschiedene Möglichkeiten der Behandlung. Dabei hat auch die Psychotherapie ihren Stellenwert, wobei ich bei schweren Verläufen die Medikamente für überlegen halte. Ergotherapie und nicht zuletzt Sport können ebenfalls bei der Behandlung von Depressionen hilfreich sein.

Diese Patientin war damals etwa sechs Wochen in meiner Behandlung. Davon waren die ersten Wochen ohne Erfolg vergangen – nach dem Einsatz des Lithiums war sie praktisch geheilt. Seither sage ich: Es gibt keine hoffnungslosen Fälle!

»Der Herr Seidel hat Zwillinge bekommen!«

Der Hausarzt
Dr. Leonhard Seidel

- ist ein großer Naturliebhaber und hält seine eigenen Schafe,
- ist ein passionierter Handwerker,
- fühlt sich dem Buddhismus verbunden.

»Mir wurde gesagt, dass Sie auch Hausbesuche machen. Das stimmt doch, oder?«

Der sportlich attraktive Mann von Anfang 50 ist heute – im Sommer 1995 – zum ersten Mal in meiner Praxis.

»Es geht dabei nicht um mich, sondern um meine Frau Karola. Sie liegt im Wachkoma und ich möchte nicht, dass sie in ein Heim kommt. Für mich ist es wichtig, dass sie bestmöglich versorgt wird, wenn ich sie jetzt nach Hause hole.«

Sachlich und unaufgeregt berichtet Herr Meyer von dem fatalen Urlaub auf den Malediven, wo seine Frau Karola mit nur 45 Jahren einen Herzinfarkt erlitten hat. »Das nächste Krankenhaus war so weit entfernt, dass meine Frau wegen der zu späten Reanimation schwere Gehirnschäden davon getragen hat. Seither zeigt sie keinerlei Reaktionen: Sie liegt wach da, ihre Augen sind geöffnet, aber sie blicken ins Nichts. Atmen und schlucken kann sie noch, ansprechbar ist sie aber nicht. Noch befindet sie sich in der Neurologie, aber ich verspreche mir eine deutliche Besserung, wenn Karola wieder zu Hause ist. Sie soll endlich wieder ihren Garten sehen.«

Schon bei unserem ersten Kontakt beeindruckt mich die ruhige und pragmatische Art, mit der Herr Meyer die Situation schildert. Offensichtlich ist er es gewohnt, Krisen zu managen, schließlich hat er als Manager in einem Unternehmen eine große Abteilung unter sich. Auch jetzt weiß er genau, was zu tun ist: Vom verstellbaren Pflegebett mit Wechseldruckmatratze über einen Infusionsständer für die künstliche Ernährung bis hin zum Reinigungsmaterial für die Trachealkanüle hat er an alles gedacht. Da ich bisher noch keine Patienten im Wachkoma betreut habe, sichere ich ihm zu, mich entsprechend schlau zu machen.

»Ich weiß nicht, ob Sie gläubig sind, aber ich vertraue auf Gott!«, sagt Herr Meyer zum Schluss. »Er wird Karola und mir auch jetzt beistehen!«

Schon wenige Tage später wird Karola Meyer nach Hause verlegt. Es ist ein goldener Septembertag und ich fahre in den kleinen Nachbarort, wo die Familie ein großzügiges Haus mit Garten bewohnt. Gelb blühender Sonnenhut, rosa Astern und weiße Herbstanemonen entfalten ihre Pracht.

»Wenn ich das hier sehe, kann ich verstehen, dass Sie Ihre Frau nach Hause geholt haben!«

»Ja, der Garten ist Karolas große Passion. Den hat sie selber angelegt und gepflegt.«

»Das macht sie mir sofort sympathisch! Ich selber habe auch einen großen Garten.«

»Das ist ja wunderbar«, erwidert Herr Meyer. »Dann können Sie mir jetzt vielleicht ein paar Tipps geben?! Das war bisher nämlich ausschließlich die Domäne meiner Frau.«

Im Haus führt er mich in das helle, freundliche Krankenzimmer, wo Frau Meyer auf dem neuen Pflegebett liegt. Ihr Anblick ist erschreckend: Starrer Blick, zur Maske erstarrtes Gesicht, lebloser Körper. Sie zeigt weder Reflex noch eine Reaktion, als ich ihre Hand ergreife. Nur beim Piksen zum Blutabnehmen geht ein Zucken durch ihr Gesicht, offensichtlich reagiert sie noch auf Schmerzreize. Ihre Gesichtsmuskulatur funktioniert also noch, insofern könnte sie mimisch reagieren, wenn sie noch irgendeine Form von Bewusstsein hätte.

Ernährt wird Frau Meyer über eine Sonde durch die Bauchwand, und weil das Schlucken nicht richtig funktioniert, hat sie zum Atmen nach dem Luftröhrenschnitt eine Trachealkanüle in die Luftröhre gelegt bekommen. Die Wechseldruckmatratze soll verhindern, dass sie durchliegt und sich wunde Stellen entwickelt. Ihr Mann hat ein perfekt eingerichtetes Krankenzimmer für sie vorbereitet.

Zwei Pflegerinnen hat Herr Meyer angestellt, damit sie im Wechsel seine Frau versorgen, wenn er in seinem Unternehmen arbeitet. Sobald er nach Hause kommt, übernimmt er die Versorgung. Die beiden erwachsenen Kinder, die nicht mehr im Haus wohnen, unterstützen ihn dabei. Keine Frage: Frau Meyer wird hier besser versorgt als in jedem Pflegeheim.

»Mir wurde gesagt, dass es gerade in der ersten Zeit ganz wichtig sei, die Patienten mittels Physiotherapie zusätzlich zu stimulieren. Könnten Sie uns das verschreiben?«

»Auf jeden Fall. Das ist sicher auch sinnvoll, damit die Gelenke ihrer Frau nicht steif werden. Wir müssen sie ja weiter bewegen können. Zu viel sollten Sie sich davon allerdings nicht versprechen.«

Ich will Herrn Meyer keine falsche Hoffnung machen. Doch gleichzeitig will ich ihn gerne unterstützen, denn ich merke, wie wichtig ihm die gute Pflege seiner Frau ist. Alles hat er bis ins Detail geplant und setzt es entsprechend um. Sonst höre ich bei Hausbesuchen oft: »Ach denken Sie auch noch an die Tabletten? Sie wissen schon, die in der blauen Packung, wegen des Blutdrucks.« Ganz anders Herr Meyer: er hat einen vorgedruckten DIN-A4-Bogen, auf dem sämtliche Medikamente stehen, die seine Frau benötigt; mit den dazugehörigen PZN-Nummern und einem Kreuzchen, ob 50 oder 100 Tabletten nötig sind.

Beim Abschied hinterlasse ich Herrn Meyer meine private Telefonnummer und sage ihm, dass er mich jederzeit, auch nachts, anrufen kann, wenn er Hilfe braucht. Das mache ich, weiß Gott, nicht bei allen Patienten. Schließlich gibt es auch solche, die würden ihren Arzt sonst auch zum Klopapier-Kaufen schicken. Diese Sorge muss ich hier gewiss nicht haben.

Einige Monate später ruft Herr Meyer mich am Wochenende an. Seine Frau habe über 39°C Fieber, ob ich kommen könne. Auf der Fahrt überlege ich kurz, wie sinnvoll es überhaupt ist, einen eventuellen Infekt zu behandeln. Wäre es nicht auch eine Gelegenheit, Frau Meyer von ihrem Leiden zu erlösen? Schließlich habe ich in den vergangenen Monaten niemals den Eindruck irgendeiner Verbesserung gehabt. Keinerlei Regungen und Reflexe aus denen man schließen könnte, dass noch ein Bewusstsein bei ihr vorhanden ist.

Herr Meyer hat mir allerdings noch kürzlich berichtet, plötzlich wäre beim allabendlichen Singen wieder Leben in ihren Augen gewesen. Jeden Abend sitzt er an ihrem Bett, nimmt ihre Hand und singt »Der Mond ist aufgegangen«. Und eines Abends habe er eine Bewegung ihrer Lippen gesehen. »Als wollte sie mitsingen!«

Eigentlich ist Herr Meyer ein angenehm nüchterner Mensch, aber als er mir das erzählte, geht ein Strahlen über sein Gesicht. »Wissen Sie, meine Tochter spielt so schön Querflöte. Sie will jetzt auch regelmäßig für ihre Mutter spielen. Musik kann doch manchmal Wunder bewirken.«

Leider glaube ich bei Frau Meyer an keine Wunder mehr, aber soll ich ihrem Mann alle Hoffnung nehmen? Das kann nicht meine Aufgabe sein. So gebe ich ihr ein fiebersenkendes Mittel und verordne Antibiotika. Allerdings nehme ich mir vor, bald mit ihm die Frage zu besprechen, wie sinnvoll es eigentlich ist, künftige Infekte maximal zu behandeln. Damals hätte ich mir wahrlich nicht vorstellen können, dass mich Karola Meyer noch weitere 14 Jahre begleiten würde.

In diesen Jahren sind alle möglichen Probleme aufgetreten. Von Verstopfungen, Durchfall bis hin zu grippalen Infekten und Harnwegsinfekten. Letzteres geschieht häufig bei Patienten mit Katheter. Natürlich war Frau Meyer auch sehr Dekubitus gefährdet, weil sie sich selber ja nicht drehen konnte. Von den Pflegepersonen wurde sie regelmäßig gedreht, dennoch bestand immer die Gefahr, dass sie durchliegt.

Bei einem dieser Wendemanöver hat sich Frau Meyer den Unterarm gebrochen. Anscheinend lag ihr Arm unter dem Hüftknochen, als sie von der Pflegerin gerollt wurde. Nach über zehn Jahren Liegen hatte sie eine hochgradige Osteoporose entwickelt, weshalb es schnell zu Knochenbrüchen kommen kann.

Normalerweise schickt man den Patienten in so einem Fall zum Röntgen und guckt anschließend, ob man den Bruch verschrauben und verplatten kann. Das kam hier nicht infrage, weil in den brüchigen Knochen keine Schrauben mehr halten würde. Also richtet man den Arm so ein, dass er wieder zusammenwachsen kann, macht einen Gips darum und lässt ihn sechs Wochen dran. Unter normalen Umständen würde man das nie so machen, hier aber war es absolut schlüssig. Da Frau Meyer ihr Handgelenk nicht mehr benutzen konnte, spielte es auch keine Rolle, ob ihr Gelenk nun gerade oder nicht so gerade zusammen wächst.

Vieles an Diagnostik ist in so einer Situation gar nicht möglich; man muss sich auf die körperliche Untersuchung verlassen und kann Blut abnehmen. Es gab durchaus Situationen, in denen ich nicht wusste, ob sie nun dieses oder jenes hat: War etwa das Fieber viral oder bakteriell bedingt? Deutete es auf eine Lungenentzündung, einen Infekt im Darm oder eine ganz andere Ursache hin?

Dann habe ich überlegt: Was würde man in dem einen Fall tun und was in dem anderen. Wenn sich kein wesentlicher Unterschied ergibt, dann behandelt man so, als würde der eine Fall vorliegen. Ein ganz pragmatisches Vorgehen, und das war auch ganz im Sinne von Herrn Meyer. Mittlerweile war er selber zum Pflege-Experten geworden und hatte zum Beispiel gelernt, wie man die Trachealkanüle reinigt und wechselt. Oder ich habe ihm die Teststreifen für die Urinproben mitgegeben, damit er in Eigenregie prüfen konnte, ob ein Harnwegsinfekt vorliegt oder nicht.

Im Laufe der Jahre wurde unser Umgang immer freundschaftlicher. Ich habe ihn auch zu mir eingeladen, als eines meiner Schafe Zwillinge bekommen hatte. Daraufhin erzählte er zu Hause der Pflegerin: »Der Herr Seidel hat Zwillinge bekommen!« Worauf mir beim nächsten Besuch von der Pflegerin zum Familienzuwachs gratuliert wurde. Ich erzählte ihr, dass sogar schon Drillinge gekommen wären, worauf sie sehr beeindruckt war. Später klärte Herr Meyer sie dann doch noch auf, dass es sich lediglich um meine Schafe gehandelt habe ...

Trotz der traurigen Umstände waren meine Besuche bei den Meyers keineswegs immer betrüblich. Ich bin durchaus gerne dorthin gefahren, weil wir uns gegenseitig vertraut haben und auch mal ein Scherz fiel. Das unterschied meine Besuche von denen in einem Altenheim, wo ich einen ähnlichen Fall hatte. Dort hatte die Patientin einen Schlaganfall mit einer Blutung im Gehirn erlitten. Die Schwestern im Heim hatten alle möglichen Forderungen, was man für diese Frau noch machen sollte. Sie haben sich enorm gekümmert und entsprechend schwer fiel es ihnen, einzusehen, dass tatsächlich nicht mehr viel möglich war. Genauso war es auch bei dem Ehemann. Er kam irgendwann zu mir und sagte, er hätte jetzt ganz teure Infusionen gekauft, mit denen man das Blutgerinnsel im Gehirn auflösen könnte. Ich solle seiner Frau diese Infusionen verabreichen. Es handelte sich allerdings um ein Medikament, das gar nicht zugelassen und sogar kontraindiziert war. Zudem ist es schlechterdings nicht möglich, ein Blutgerinnsel aufzulösen, das bereits ein Jahr alt ist. Als ich mich weigerte, hat dieser Mann den Hausarzt gewechselt und schließlich jemand gefunden, der es machte. Ohne Erfolg.

Diese Art von Auseinandersetzung hatte ich mit Herrn Meyer nie. Nach vielen Jahren des Hoffens war auch ihm mittlerweile klar, dass sich der Zustand seiner Frau nicht mehr bessern würde. Das war ein langwieriger Prozess und gab es durchaus Momente, in denen ich das Gefühl hatte, dass eigentlich er der Patient war. Karola war eben die große Liebe seines Lebens und entsprechend schwer fiel es ihm, sie loszulassen. Ich weiß nicht, inwieweit da auch seine christliche Grundüberzeugung eine Rolle gespielt hat. Darüber haben wir nie gesprochen, weil er wusste, dass ich seine Überzeugung nicht teile.

Wenn ich vom Ehepaar Meyer wegfuhr, habe ich manches Mal gedacht: Man sollte ihr das ersparen! Für mein Empfinden war sie nur noch eine atmende Hülle, kein Mensch. Aber ich wusste, dass es für ihn anders war. Ich kann sicherlich nicht sagen, dass ich passive Sterbehilfe in solchen Fällen einfach fände. Und dennoch fände ich sie richtig. Nicht zuletzt wegen dieser Erfahrung habe ich das dann für mich selbst in meiner eigenen Patientenverfügung klar geregelt.

Da mich die Frage der Sterbehilfe sehr umgetrieben hat und ich mich dem Buddhismus nahe fühle, habe ich damals ein Seminar »Umgang mit dem Tod im Buddhismus« besucht. Das war für mich sehr wichtig. Vor allem für die Einsicht, dass wir auch Situationen akzeptieren müssen, in denen wir wenig oder nichts mehr tun können. Dass vieles eben nicht in unserer Hand liegt, dass wir aber lernen können, dies in Demut anzunehmen.

Und auch in ganz praktischer Hinsicht hat mir das Seminar geholfen. Ich habe dort nämlich ein tibetisches Mantra des Medizin-Buddhas mit einer wunderschönen Melodie gelernt. Das singe ich jetzt immer, wenn ich für die Ausstellung des Totenscheins eine Leichenschau durchführen muss. Mir ist diese Prozedur immer sehr schwer gefallen: den Patienten entkleiden, ihn von allen Seiten angucken und in alle Körperöffnungen reinschauen. Ich habe das manchmal fast als Leichenschändung empfunden, obwohl es natürlich gute Gründe dafür gibt. Nach der buddhistischen Sicht und auch nach meinem Empfinden ist der Tote eine Stunde nach seinem Ableben nicht einfach seelenlos.

Mittlerweile mache ich es so, dass ich die Angehörigen rausschicke und das nachstehende Mantra singe. Für mich ist das hilfreich und ich hoffe, dass es auch dem Toten hilft. Als Entschuldigung und um ihn wieder zu beruhigen. So habe ich es dann auch bei Karola Meyer gehalten, als sie im Frühjahr 2010 nach fast 15 Jahren von ihrem Leiden erlöst wurde.

OM NAMO BHAGAWATE
BEKANZAY GURU BENDURYA ...

»Demut lernt man nicht im Studium, demütig machen Situationen, die nicht nach Plan verlaufen«

Die Gynäkologin
Johanna Ritter

- hat gelernt, dass es in der Medizin nichts gibt, was es nicht gibt,
- tanzt mit Leidenschaft argentinischen Tango,
- ist sehr stolz auf ihre beiden Söhne.

»Wir haben uns für das Kind entschieden, so wie es ist!«, sagt mein Bruder Jens am Telefon. Ich bin fassungslos.

»Und was macht Ihr, wenn Euer Kind die ganze Zeit beatmet werden muss?«, hake ich nach.

»Dann können wir uns vorstellen, dass wir das nicht wollen.«

»Und genau das wird nicht funktionieren! Wenn das Kind einmal geboren ist, könnt Ihr nicht sagen, sie sollen jetzt die Beatmung abstellen. Das macht man nicht so einfach, wenn die medizinische Möglichkeit besteht, das Kind am Leben zu erhalten.«

»Wer sagt denn überhaupt, dass es wirklich so schlimm wird? Nach dem ersten Ultraschall hat man es nicht so gesehen und jetzt meint man plötzlich, dass das Kind nicht lebensfähig sein wird. Aber es soll ja auch schon vorgekommen sein, dass sich Ärzte in der Uniklinik irren.«

»Jens, bitte, mache dir doch nichts vor. Die Untersuchungen zeigen eindeutig eine zystische Missbildung der Nieren. So wird zu wenig Fruchtwasser gebildet und das wiederum führt dazu, dass sich die Lungen zu klein entwickeln. Das Kind wird direkt nach der Geburt beatmet werden müssen.«

Doch mir gelingt es nicht, meinen Bruder und seine Frau zu überzeugen, dass diese Prognose leider die wahrscheinlichste ist. Sie klammern sich an die Hoffnung, dass ihr Kind trotz allem lebensfähig sein wird. Und von meinen Argumenten wollen sie sich jetzt nicht weiter stören lassen. Der Bruch mit meinem Bruder ist da. Das ist schmerzhaft, schließlich ist er mein geliebter, jüngerer Bruder. Aber ich verstehe ihn nicht mehr.

Damals war ich Anfang 30 und arbeitete voller Elan und absolut überzeugt von der Schulmedizin und ihren Möglichkeiten als gynäkologische Assistenzärztin in einem Krankenhaus. Und der Befund der Uniklinik war eindeutig: Das Kind wies eine erblich bedingte zystische Missbildung der Nieren, ein sogenanntes Potter-Syndrom, auf. Wenn dieses Kind überhaupt lebend auf die Welt kommt, muss es sofort nach der Geburt beatmet werden. Genau deswegen habe auch ich meinem Bruder und seiner Frau zum Abbruch geraten.

Und tatsächlich geschah, was alle Ärzte prognostiziert hatten: Das Kind, ein Junge mit dem Namen Lukas, wurde geboren und war ateminsuffizient. Also wurde Lukas gleich nach der Geburt intubiert. Mein Bruder und seine Frau baten daraufhin die Ärzte, das Sauerstoffgerät abzustellen. »Wir können das Gerät jetzt nicht einfach abstellen. Das muss unsere Ethikkommission entscheiden«, lautete ihre Antwort.

Die Kommission kam kurzfristig zusammen und entschied, dass die Prognose des Kindes so schlecht sei, dass man die Geräte abstellen könne. Lukas hat dann noch sieben Stunden gelebt und ist in den Armen seiner Eltern gestorben. Ein voll ausgebildetes Kind; besonders seine Hände sind meinem Bruder in Erinnerung geblieben.

Nicht nur, weil es um das Kind meines Bruders ging, hat mich das Geschehen sehr nachdenklich gestimmt. Zum ersten Mal war ich als Ärztin mit einer Situation konfrontiert, die ich bis dahin nur in der Theorie aus dem Studium kannte. Was tun, wenn während der Schwangerschaft eine schwere Behinderung des Kindes festgestellt wird?

Dass man überhaupt die Idee entwickeln könnte, ein solches Kind dennoch auszutragen und es in den Tod zu begleiten, war mir zu jener Zeit vollkommen fremd. Schließlich machen wir genau deswegen die Ultraschalluntersuchung in der 20. Schwangerschaftswoche, um solche Fälle zu verhindern.

Doch dann habe ich selber Kinder bekommen und auf einmal wurde aus dem, was bis dahin für mich eine glasklare medizinische Gleichung war, die Geschichte einer emotionalen Beziehung. In meiner Schwangerschaft habe ich erfahren, wie schnell sich eine Verbindung zu dem Ungeborenen entwickelt. Ab der 18. Woche spürte ich es: Mein Kind bewegt und regt sich, ich habe es mir so gewünscht und will dieses Leben beschützen. Die Angst, dass dem Kind etwas passieren könnte – auf einmal war ich vorsichtiger mit allem, was ich tat. Das ist eben nicht wie ein Knoten am Bein, den man sich entfernen lässt. Es ist das Kind, auf das ich mich so gefreut habe!

Nach dieser Erfahrung verstand ich, was meinem Bruder in meiner Haltung gefehlt hatte: ein Verständnis dafür, dass die Frage des Abbruchs eine höchstpersönliche Entscheidung ist, die nur die Betroffenen selbst treffen können. Sicher, mein Bruder und seine Frau klammerten sich an die weniger schlimme Verdachtsprognose nach dem ersten Ultraschall. Dazu muss man wissen, dass die Ultraschalluntersuchungen vor 30 Jahren bei weitem nicht so zuverlässig wie heute waren. Den mit den weiteren Untersuchungen immer wahrscheinlicher werdenden *worst case*, blendeten sie weitgehend aus. Sie sagten sich: Wahrscheinlich wird unser Kind behindert sein, aber es wird leben und wir werden uns dieser Aufgabe stellen!

Für sie war es ihr Kind und kein medizinischer Unfall, den man abtreibt. Diese Haltung war bei ihnen nicht religiösen Ursprungs, es war eher Ausdruck ihrer Einstellung zum Leben, das eben unberechenbar ist. Niemand hat mit dieser Situation gerechnet, aber jetzt ist sie da und wir gehen ihr nicht aus dem Weg. Wir nehmen unser Kind so wie es ist, denn jegliche Ausprägung des Lebens hat einen Sinn! Inzwischen finde ich, dass eine solche Haltung auch von großer Stärke zeugt und ich habe etwas sehr Wichtiges daraus gelernt: Meine Aufgabe als Ärztin kann es nur sein, die Betroffenen über ihre Möglichkeiten zu informieren – genauso wie über die Risiken, die sie eingehen. Die Entscheidung aber müssen sie alleine treffen, da habe ich keine Mitspracherecht: Es ist ihr Leben!

Bei meinem Bruder habe ich mich viel zu sehr eingemischt. Ich habe von Sachen geredet, von denen ich keine Ahnung hatte. Auch, weil ich selber noch keine Kinder hatte. Als Ärztin werde ich zwar immer wieder in Situationen tätig, die ich nicht selber erfahren habe. So behandle ich Patientinnen mit Krebs, ohne selber krebskrank zu sein. Und doch gilt für mich auch in dieser Hinsicht: Wenn eine Patientin die vorgeschlagene Therapie ablehnt, muss ich sie auf die damit verbundenen Risiken hinweisen, aber die Entscheidung trifft sie, und ich habe sie zu akzeptieren.

Als junge Ärzte haben wir uns oft darüber aufgeregt: Wie kann die Patientin nur? Das ist doch ihre einzige Chance, die sie hat! Dass sie aber mit einer Chemotherapie auch sehr viel Lebensqualität einbüßt und sie vielleicht ohne noch ein paar gute Jahre gehabt hätte – solche Gedanken kann ein junger Assistenzarzt nicht zulassen. Deswegen wird er seinen Patienten eher Angst machen, damit sie die Entscheidung treffen, die er für richtig hält.

Das mache ich nicht mehr. Es kann nicht meine Aufgabe sein, den Patienten Therapien überzustülpen, die sie nicht wollen. Ich gebe Empfehlungen und mache Vorschläge, aber die Entscheidung muss der Patient selber treffen. Dafür musste ich als Ärztin lernen zuzuhören – auch auf das, was zwischen den Zeilen steht: Was will meine Patientin? Wie sind ihre Lebensumstände? Was bewegt sie, was ist für sie wichtig?

Wenn sie sich dann gegen die vorgeschlagene Therapie entscheidet, ist das manchmal schwer auszuhalten. Doch das ist eben der Unterschied zum Elan der Anfangsjahre, wo man glaubt, in der Medizin sei alles machbar. Demut lernt man im nicht Studium, demütig machen Situationen, die nicht nach Plan verlaufen. In denen wir lernen müssen, dass es in der Medizin eben nichts gibt, was es nicht gibt.

Wie zum Beispiel die Auffälligkeiten, die ich bei der Ultraschalluntersuchung in der 20. Schwangerschaftswoche meiner Patientin Claudia Reiser feststelle. Sie, Musiktherapeutin, Ende zwanzig, mit großen wachen, hellblauen Augen, erzählt mir bei der Untersuchung, wie sehr sie und ihr Mann sich auf das Kind freuen.

»Seit ich spüre, wie es sich in meinem Bauch regt, singe ich ihm jeden Tag meine Lieblingslieder vor. Und irgendwie habe ich tatsächlich das Gefühl, es reagiert darauf.«

Dann bemerkt sie, dass ich mit ernster Miene auf den Bildschirm schaue.

»Stimmt irgendetwas nicht?«, fragt sie besorgt.

»Da ist tatsächlich eine kleine Stelle, die mir nicht gefällt. Das muss aber nichts Schlimmes sein. Deswegen möchte ich, dass sich das noch mal ein Spezialist anschaut. Nur zu unserer Sicherheit.«

»Muss ich mir denn Sorgen machen?«

»Wie gesagt: Das kann ganz harmlos sein. Ich möchte einfach, dass nochmal ein Kollege draufschaut«, versuche ich Frau Reiser zu beruhigen.

Leider kommt keine Entwarnung: Der Spezialist stellt fest, dass ihr Kind eine sehr seltene Chromosomenstörung hat. Diese führt dazu, dass das Kind entweder schon im Mutterleib stirbt oder schwerstbehindert auf die Welt kommt und dann nur eine Lebenserwartung von wenigen Jahren hat. Nachdem der Spezialist ihr den Befund mitgeteilt hat, weiß er auch sofort, was zu tun ist.

Am nächsten Tag sitzt Frau Reiser wieder bei mir. »Ich werde mein Kind nicht abtreiben und zu diesem Arzt gehe ich auch nicht mehr. Er hat noch nicht mal gefragt, was ich denn selber will, sondern einfach gesagt: Ich solle die Schwangerschaft beenden! Als würde er eine banale Selbstverständlichkeit von sich geben, wie: Morgen ist auch wieder ein Tag! Nein, zu dem gehe ich nicht mehr!«

»Das tut mir sehr leid, Frau Reiser, und ich kann Sie auch verstehen: Schließlich ist es Ihr Kind! Aber wissen Sie auch, zu welch schweren Behinderungen diese Chromosomenstörung führt?«

»Ja, ich habe mich im Internet kundig gemacht. Ich weiß, dass unser Kind geistig behindert und gelähmt sein wird und keines dieser Kinder älter als sieben Jahre geworden ist. Das weiß ich alles und dennoch ist es unser Kind, das wir bekommen möchten. Mein Mann steht voll hinter mir«, erklärt sie ganz ruhig.

»Es wirkt so, als hätten Sie und Ihr Mann die Entscheidung schon getroffen?«

»Ja, das haben wir!«

»Und auch darüber nachgedacht, dass das sehr belastend wird, weil Ihr Kind rund um die Uhr Betreuung braucht?«, frage ich noch einmal nach.

»Ja, auch das ist uns klar, aber wir werden das stemmen. Wir vertrauen dem Leben, dass es uns die nötige Kraft geben wird. Und die größte Kraft ist die Liebe zu unserem Kind!«

So wie ich Frau Reiser in diesem Moment erlebe, traue ich ihr das auch zu. Schließlich wirkt sie auf mich keineswegs weltfremd, sondern sie ist eine tatkräftige Frau, die mit beiden Beinen auf der Erde steht. Sie hat auch bereits eine Hebamme gefunden, die die Hausgeburt übernehmen soll.

»Ich habe großen Respekt vor Ihrer Entscheidung. Dennoch sollten Sie sich und Ihrem Mann ruhig noch zwei, drei Tage Zeit geben, um alles in Ruhe zu überdenken.«

Frau Reiser verspricht es mir und fragt: »Werden Sie uns unterstützen, auch wenn wir bei unserer Entscheidung bleiben?«

»Ja, Sie können auf mich zählen!«

Einige Wochen später kommt Frau Reiser zusammen mit der Hebamme und ihrem Mann in die Praxis. Da sei etwas nicht in Ordnung, sie sollte mal zu ihrer Frauenärztin gehen, hatte die Hebamme gesagt.

Mit angstvollen Augen schaut Frau Reiser auf den Monitor, während ich das Herz des Kindes schalle. Keine Bewegung. Das Herz schlägt nicht mehr.

Ich nehme ihre Hand und sage: »Es tut mir furchtbar leid, aber ich sehe keine Herzaktionen mehr. Das Kind ist gestorben.«

Sie weint bitterlich. »Warum das denn jetzt?«, fragt sie. »Ich habe mich doch für das Kind entschieden und jetzt stirbt es einfach vorher.«

Ihr Schock ist riesig: Mit allem hatte sie gerechnet, aber nicht damit, dass das Kind bereits im Mutterleib stirbt. Ich erkläre ihr, dass nichts direkt gemacht werden muss. »Sie können sich durchaus ein paar Tage Zeit nehmen, um diesen Schock zu verarbeiten. Bis Sie wirklich bereit sind, eine Geburt zu machen.«

Drei Tage später wurden dann im Krankenhaus die Wehen mit Medikamenten ausgelöst, um das tote Kind zu gebären.

Zwei Jahre danach ist Frau Reiser wieder schwanger. Als ich sie wegen der Vorgeschichte zu einem Spezialisten schicken will, lehnt sie das ab.

»Ich möchte diese Schwangerschaft anders erleben als die davor. Deswegen möchte ich nur die Ultraschalluntersuchung in der 20. und 30. Schwangerschaftswoche machen. Ich weiß, dass ich Ihnen und meiner Hebamme vertrauen kann. Aber ich möchte mich nicht wieder mit Ärzten auseinandersetzen müssen, die nur ein bestimmtes Schema durchziehen.«

Frau Reiser hat dann ein gesundes Kind geboren. »Es war ganz wichtig, dass Sie damals bei meinem ersten Kind unsere Entscheidung respektiert haben. Ich fühlte mich wirklich als Mensch gesehen und unterstützt.«

Ihr Lob freut mich und ich weiß, dass ich es nicht zuletzt der Lektion zu verdanken habe, die ich damals durch meinen Bruder und seine Frau gelernt habe. Auch die Beiden haben nach ihrem kleinen Lukas noch drei gesunde Kinder bekommen.

Das Leben geht also weiter und es lässt sich in kein medizinisches Schema pressen. Das immer wieder zu erfahren, macht demütig.

»Man tut einfach so, als wäre nichts«

Der Psychiater
Dr. Valentin Z. Markser

- spielte als Handballer (Torwart) lange in der Bundesliga und gewann u.a. die Deutsche Handball Meisterschaft, war Deutscher Pokal Sieger und Europa Cup Sieger,
- hat in Kroatien einen Olivenhain und presst dort sein eigenes Öl,
- macht viel Sport (Walking, Tennis, Eislaufen) und tanzt regelmäßig Tango.

Als Psychiater habe ich nie das Licht der Öffentlichkeit gesucht und schon gar nicht wollte ich je ein Prominenten-Arzt werden. Doch dann erhielt ich am 10. November 2009 abends diesen Anruf von Teresa Enke, die mir mitteilte, dass sich ihr Mann das Leben genommen habe. Und dieser Mann war mein Patient: Robert Enke, der Fußball-Nationaltorwart.

Erst kurz zuvor hatten wir endlich eine für Robert Enke passende Klinik gefunden, die gleichzeitig auch in der Lage war, seine Privatsphäre vor der Presse und Öffentlichkeit weitgehend zu schützen. Und genau an diesem Tag sollte er dort aufgenommen werden. Nun bat mich seine Frau, an der für den nächsten Morgen geplanten Pressekonferenz teilzunehmen. Das Versteckspiel müsse ein Ende haben, sie wolle jetzt über die Krankheit ihres Mannes sprechen und ich solle sie dabei fachlich unterstützen. Nach dieser Pressekonferenz habe ich die meisten Interviewanfragen – und das waren viele – abgelehnt, und ich werde das auch weiterhin tun.

Der tragische Tod von Robert Enke ließ die Angehörigen und mich mit der quälenden Frage zurück: Haben wir genug getan? Es ist wahrlich nicht leicht, mit dieser Frage zu leben. Als Arzt lernt man schnell, dass man nicht allmächtig ist und dass es nur darum gehen kann, im Rahmen der eigenen Möglichkeiten alles zu versuchen. Und trotzdem fühlt sich das zuerst immer wie eine Niederlage, wie ein Versagen an. Eines jedoch war klar: Das Thema der seelischen Gesundheit im Leistungssport konnte nicht länger verleugnet werden. Es war höchste Zeit für Aufklärungsarbeit und für die Einrichtung von guten Behandlungsmöglichkeiten für Sportler. Nicht nur, wenn sie am Meniskus

operiert werden, sondern genauso wenn sie seelisch er-
kranken.

Da ich selber Profi-Sportler war, kamen im Laufe der Jahre
immer mehr Leistungssportler in meine Praxis. »Geh mal
zum Markser – mit Sportlern kennt der sich besser aus«,
hieß es bei Kollegen. Und tatsächlich habe ich als Leistungssportler selber erfahren, dass systematisches Verdrängen
aller Schwächen und Beeinträchtigungen zum Berufsbild
des Spitzenathleten gehört. Wirklich klar geworden ist
mir das allerdings erst nach meinem Wechsel vom Sportler zum Behandler. Durch die Arbeit mit anderen Sportlern
konnte ich das, was ich als Sportler selbst verdrängt hatte,
mehr und mehr zulassen. So erinnerte ich mich wieder an
den schrecklichen Unfall von Jo Deckarm 1979 beim Euro-
papokal-Spiel in Tatabánya, unweit von Budapest.

Jo Deckarm war im Handball ein absolutes Ausnah-
metalent. Er konnte auf jeder Position spielen und galt für
viele damals als der weltbeste Handballer. Da wir beide zu
dieser Zeit in Gummersbach spielten und in Köln in derselben Straße wohnten, fuhren wir häufig zusammen zum
Training. Wir pflegten ein freundschaftliches Verhältnis,
gingen nach dem Training oft zusammen ins Restaurant
und teilten uns bei Auswärtsspielen das Hotelzimmer.

Das Hinspiel gegen Tatabánya hatten wir hoch gewonnen, sodass dieses Rückspiel – rein sportlich betrachtet –
keine große Bedeutung mehr für uns hatte. Wir mussten es
halt hinter uns bringen.

Vor diesem Spiel hatte es in unserer Mannschaft noch
eine Unstimmigkeit wegen der Verteilung von Geldern für
irgendwelche Freundschaftsspiele gegeben. Da standen Jo
und ich in unterschiedlichen Lagern, weswegen ich ziem-

lich sauer auf ihn war. Deswegen wollte ich in Budapest dann auch nicht das Zimmer mit ihm teilen.

Ausgerechnet bei diesem Spiel ist es dann passiert: Bei einem Konter-Angriff prallte Jo so unglücklich mit einem ungarischen Abwehrspieler zusammen, dass er das Bewusstsein verlor und ungebremst mit dem Kopf auf den Boden fiel. Ich hatte damals bereits mein Medizinstudium begonnen und mir war sofort klar, dass es ernst war: Jo röchelte, sein Gesicht schwoll an und ich sah Blutungen in den Augenlidern. Katastrophalerweise war kein Krankenwagen vor Ort, deshalb wurde er in die Kabine gebracht. Und der Krankenwagen kam und kam nicht. Derweil wurde das Spiel wieder angepfiffen und wir spielten weiter.

Als wir danach in den Bus stiegen, herrschte Totenstille. Wir fuhren zurück nach Budapest, wo wir ein sehr schönes Hotel direkt an der Stadtmauer hatten. Doch das interessierte jetzt keinen mehr. Alle waren total deprimiert und haben auch beim Abendessen kaum gesprochen. Ich war unendlich traurig und außerdem plagte mich das schlechte Gewissen: Vielleicht würden wir unsere Differenzen nie mehr besprechen können ...

Mit dem Manager Eugen Haas bin ich ins Krankenhaus gefahren, wo uns der Chirurg mitteilte, dass er den Schädel geöffnet habe, um das stark angeschwollene Gehirn zu entlasten. Wir besprachen dann mit ihm, ab wann Jo wieder transportfähig sein würde, um ihn nach Deutschland auszufliegen.

Schon ein paar Tage später stand unser nächstes Bundesligaspiel an. In der Mannschaft wurde die Katastrophe nicht mehr erwähnt – allenfalls gab es Gespräche zwischen einzelnen Spielern. Bei mir flackerte kurz die Angst auf, denn so ein Unfall ist genau das, wovor sich jeder Torwart fürchtet: Zusammenprall mit dem Gegner beim Hinauslaufen, Sturz, Schädelbasisbruch. Aber das waren nur Gedankensplitter, danach galt auch bei mir: *match as usual*.

Es gab keinerlei Gesprächsangebote für uns, ganz zu schweigen von psycho-traumatischen Interventionen. Keiner wusste vom anderen, wie er das verkraftet hat. Darüber wurde einfach nicht gesprochen. Unterdessen wurde Jo Deckarm in die Uniklinik Köln gebracht und verbrachte dort 131 Tage im Koma. Das war sehr bedrückend, zumal meine Wohnung nur 300 Meter Luftlinie von der Klinik entfernt lag. Als Jo dann schließlich wieder zu Bewusstsein kam, wurde er nach Bad Honnef in die Reha gebracht. Seither lebt er schwer behindert in einem Altersheim in Gummersbach, wo viele aus der Mannschaft ihn regelmäßig besuchen.

Erst durch meine Arbeit als Therapeut ist mir klar geworden, wie wichtig es damals gewesen wäre, uns Spielern Gespräche mit Trauma-therapeutisch geschulten Psychiatern anzubieten. Zumal man ja auch überhaupt nicht weiß, auf welchen Boden so ein Ereignis beim Einzelnen fällt; welche frühkindlichen und lebensgeschichtlichen Erfahrungen die Spieler mitbringen. Lange nach der Karriere kam zum Beispiel heraus, dass einer aus unserer damaligen Mannschaft schwer alkoholabhängig geworden war, ein anderer wurde psychotisch. Natürlich kann man das nicht unmittelbar auf diesen Unfall zurückführen, aber es zeigt eben, dass ganz unterschiedliche Persönlichkeiten mit unterschiedlich ausgeprägter Sensibilität in so einer Mannschaft spielen.

Und selbstverständlich sieht es zunächst fast immer so aus, als hätte solches Verdrängen keinerlei Auswirkungen.

Man tut einfach so, als wäre nichts. Doch man vergisst, dass Verdrängen viel Kraft kostet und diese Kraft fehlt dir für die Leistung in der Spitzenliga.

Ich selber hätte mir gewünscht, dass ich schon als Spieler die Möglichkeit bekommen hätte, mich mit meiner Angst vor solchen Unfällen auseinanderzusetzen. Oder auch bewusster mit all den körperlichen Verletzungen umgehen zu können. Ich habe zum Beispiel kaputte Gelenke, die bei jedem Wetterwechsel wehtun. Mein kleiner Finger wurde nach unzähligen Kapselrissen immer wieder getapt, damit ich weiterspielen konnte. Wer wegen der Verletzung eines Fingers pausieren würde, durfte dafür auf keinerlei Verständnis hoffen. Und ich hätte damals auch kein Verständnis dafür aufgebracht. Heute sehe ich das anders. Zu jener Zeit hätte ich gerne zumindest bewusst entscheiden können: Ist es das wirklich wert? Wahrscheinlich hätte ich trotzdem weiter gespielt, aber zumindest hätte ich den Preis gewusst, den ich zahle, wenn ich nicht rechtzeitig operiert würde.

Der Spitzensport nährt das Bild des Helden. Sich davon zu lösen und Hilfe in Anspruch zu nehmen, ist mit großen Hemmschwellen verbunden. Das erlebe ich bei allen Sportlern, die zu mir in die Praxis kommen. Es braucht ohnehin Mut, sich ein seelisches Leiden einzugestehen; bei Sportlern kommt die Angst hinzu, ihr Leiden könnte öffentlich werden. Wegen der notwendigen Anonymität ist eine ambulante Behandlung recht schwierig und eine stationäre umso mehr. Welcher Fußballer will schon über sich die Schlagzeile lesen: »Fußballstar wegen Depression in Klinik!«

Diese Angst kann Menschen in den Tod treiben. Und dieses Problem lag nach dem Tod von Robert Enke für alle sichtbar auf dem Tisch. Die Betroffenheit war riesig, nicht nur in der Welt des Fußballs, sondern darüber hinaus im ganzen Land. Auch der DFB wollte helfen und gründete die Robert-Enke-Stiftung, in deren Kuratorium ich fast zehn Jahre mitgearbeitet habe. Es ist ein ganz großer Verdienst dieser Stiftung, dass heute viel offener über das Thema Depression geredet werden kann.

Doch nach wie vor gibt es zu viele Missverständnisse und Vorurteile. Oft werde ich gefragt: »Bewegung soll doch so gut gegen Depression sein – wie kann dann ein Leistungssportler depressiv werden? An mangelnder Bewegung dürfte es ja wohl nicht liegen.«

Tatsächlich wissen wir mittlerweile, dass systematisch angewandte Sport- und Bewegungstherapie bei leichten bis mittelschweren Depressionen genauso wirksam ist wie Medikamente. Nur hat der Profi-Sport eben nicht viel mit Gesundheitssport zu tun.

Wir müssen unterscheiden, wie viel Bewegung gesund ist und ab wann Bewegung krank machen kann. Im Leistungssport bezeichnet man das als Über-Training, ein seit Jahrzehnten bekanntes Phänomen. Schon der erste Kongress der Sportmediziner 1912 begann mit einem Vortrag über »Sportübertreibung«.

Leistungssportler trainieren immer auf einer »Rasierklinge« zwischen optimalem Training und ausreichender Erholung. Wenn diese Linie überschritten wird, rutscht man zunehmend in einen Erschöpfungszustand. Man trainiert immer mehr, doch die Leistung wird immer weniger. Dazu kommen die massiver werdenden psychischen und sozialen Belastungen im Profisport. Und was man oft vergisst: jeder Athlet bringt eine mehr oder weniger befriedigende Kindheit mit und hat zudem ein Privatleben mit alltäglichen kleinen und großen Belastungen. Die Endphase des Über-Trainings ist die klinische Depression. Untersuchungen belegen, dass jeder Leistungssportler ein- bis zweimal in seiner Karriere in so einen Zustand gerät oder kurz davor steht.

In gewisser Hinsicht war es für mich leichter, weil ich eine Absicherung hatte: Ich wusste immer, dass ich nicht nur Leistungssportler sein wollte, sondern auch Arzt. Und seit den 1970er- und 1980er-Jahren, als ich gespielt habe, hat sich viel geändert. Heute ist viel mehr Geld im System und entsprechend sind die Erwartungen und die damit einhergehenden Belastungen viel größer. Man beginnt viel früher und trainiert viel mehr. Wir haben damals einmal am Tag trainiert; heute wird vormittags und nachmittags trainiert. Die Gefahr eines Über-Trainings und der Vernachlässigung der seelischen Gesundheit ist damit deutlich höher.

Der zweite Irrtum lautet: »Je stärker ich mental bin, umso gesünder werde ich.« Nach dem Selbstmord von Robert Enke wurden immer mehr Sportpsychologen und Mentaltrainer eingestellt. Einerseits ist das gut für den Wettkampf, aber andererseits bringt es nicht viel für die seelische Gesundheit. Da diese Berufsgruppen keine psychiatrische, neurologische und psychotherapeutische oder psychosomatische Ausbildung haben, können wir von denen auch nicht erwarten, dass sie Frühdiagnosen stellen. Sie haben gelernt, den Sportler so auf den Wettkampf vorzubereiten, dass er unter allen Umständen seine beste Leistung abrufen kann. Egal, ob ein Todesfall in der Familie vorliegt, seine Frau ihn verlassen hat, er etwas kränkelt oder ihn finanzielle Probleme plagen. Er lernt, auch unter solch widrigen Umständen eine Top-Leistung zu bringen. Das nennt man mentale Wettkampf-Vorbereitung. Naturgemäß wird sie immer einen wichtigen Platz im Leistungssport haben, aber sie maskiert eben auch den Menschen hinter der Leistung. Die Zuschauer sagen: »Der spielt super gut, dem muss es doch super gehen.« Wie es ihm wirklich geht, das wissen nur wenige.

Da ist zum Beispiel Michael Phelps, mit 23 Goldmedaillen der erfolgreichste Olympionike aller Zeiten. Im Mai 2019 erklärte er in Chicago bei einer Pressekonferenz, er habe sehr gut gelernt, sich mental auf jeden Wettkampf zu fokussieren. An Konzentrationsfähigkeit habe es ihm nie gefehlt, aber nach jedem Wettkampf sei er in eine Krise geraten. Nach der letzten Olympiade habe er sogar an Suizid gedacht. Jetzt sei er in Behandlung und wolle nun jungen Athleten helfen, indem er über seine Erfahrungen spricht. Oder Lindsey Vonn, heute eine der erfolgreichsten Skifahrerinnen, die öffentlich machte, dass sie Anti-Depressiva nehme. Sie sagte, dass es wohl keine gute Idee sei, diese vor Ende ihrer Karriere abzusetzen. Und diese Liste ließe sich beliebig fortsetzen. Sie zeigt, dass mentale Fähigkeiten nicht mit seelischer Gesundheit verwechselt werden dürfen. Im Gegenteil: Manche dieser Fähigkeiten können der seelischen Gesundheit sogar schaden. Wie beispielsweise die Fähigkeit, sich nur noch auf den Wettkampf zu fokussieren und alles andere auch zwischen den Wettkämpfen zu vernachlässigen. Die Gefahr, so auch eigenes seelisches Leiden systematisch zu verdrängen, liegt auf der Hand.

Klar, die Zuschauer und die Medien wollen vor allem Weltrekorde sehen. Sie wollen Helden, und dafür bezahlen sie. Sie interessieren sich nicht wirklich für den Menschen hinter der Leistung. Das wird wohl in einer Leistungsgesellschaft auch immer so bleiben. Nur sollte der Athlet eben wissen, worauf er sich einlässt. Nur dann kann er sich darauf vorbereiten. Je früher er das lernt, desto besser.

Zehn Jahre nach dem Tod von Robert Enke muss ich leider sagen, dass sich im System des Leistungssports und konkret beim Fußball wenig geändert hat. Obwohl ich im Kuratorium der Enke-Stiftung saß, ist es mir nicht gelungen, den DFB davon zu überzeugen, die Sportpsychiatrie zum Bestandteil der Trainerausbildung zu machen. Nach wie vor wird in dieser Ausbildung das Thema der seelischen Gesundheit nicht hinreichend vermittelt. Ich bin aber überzeugt, dass das in den nächsten fünf bis zehn Jahren passieren wird. Der Druck wird immer größer und zum Teil kommt er jetzt auch von oben. So haben wir inzwischen beim IOC eine Arbeitsgruppe für seelische Gesundheit und Sportpsychiatrie eingerichtet. Dort wird überlegt, zum Beispiel Video-Vorlesungen von Sportpsychiatern für die Sportmediziner der Olympischen Spiele anzubieten. Das IOC hat das Thema also auf dem Schirm und deshalb glaube ich, dass auch die nationalen olympischen Komitees folgen werden.

Wir Sportpsychiater wollen diese Entwicklung unterstützen und befördern. Darum haben wir im August 2019 die Deutsche Gesellschaft für Sportpsychiatrie gegründet. Außerhalb des Leistungssports wollen wir mehr Sport in die Psychiatrie bringen. Dazu wollen wir aufzeigen, wann Sport als Therapie zur Behandlung seelischer Erkrankungen hilfreich ist. Denn wir wissen, dass depressive oder auch schizophrene Patienten im Schnitt sieben bis zehn

Jahre früher sterben. Und zwar nicht, weil sie sich das Leben nehmen, sondern weil sie sich zu wenig bewegen und daher häufiger Stoffwechsel- sowie Herz-Kreislauferkrankungen bekommen.

Im Leistungssport wollen wir erreichen, dass sich mehr Sportler auch für ihre seelische Gesundheit verantwortlich fühlen. Wir wollen eine Früherkennung und Behandlung erreichen. Doch wir können von den Sportlern keine Offenheit erwarten, wenn nicht auch in den Vereinen und Verbänden offen über seelische Krisen, Erschöpfungszustände, Depressionen, Magersucht oder Angststörungen gesprochen wird. Deswegen ist es so wichtig, dass die in den Vereinen tätigen Sportpsychologen, Mediziner und Physiotherapeuten auch sportpsychiatrische Kenntnisse mitbringen. Nur dann können seelische Krankheiten genauso selbstverständlich behandelt werden wie körperliche Verletzungen.

Dafür brauchen wir auch entsprechende Kliniken. Wie schwierig es ist, solche Kliniken zu finden, habe ich nicht nur bei Robert Enke erlebt. Damals gab es überhaupt noch keine auf Sportler spezialisierten privaten Kliniken. Mittlerweile gibt es erste Häuser, die den Sportlern zudem die notwendigen Trainingsmöglichkeiten bieten, sodass sie ihre Grundkondition behalten können. Wir brauchen aber mehr solcher Einrichtungen.

Die Pressekonferenz nach dem Tod von Robert Enke war ein wichtiger Wendepunkt. Denn seither hat sich einiges bewegt, wenn auch noch lange nicht genug.

»Es gibt noch eine andere Geschichte«

Der Onkologe
PD Dr. Jens Ulrich Rüffer

- möchte Veränderungen im Umgang mit Patienten im medizinischen System bewirken,
- liebt es, Freundschaften zu pflegen und bei sich und anderen Veränderungen zu beobachten und zu bereden,
- hat Spaß an guten Gesprächen, kochen, fast vegetarischem Essen und viel Bewegung.

Alle liebten Maike! Alle auf der Station bewunderten dieses Mädchen, das mit 16 Jahren zum ersten Mal an einer akuten Leukämie erkrankte. Sie war so offen und warmherzig. Auf der Station galt sie als die »ideale Patientin«: Tapfer und mutig – die Maike schafft das! Und tatsächlich hatte sie die Tortur der Behandlung durchgestanden und ihr Leben zurückgewonnen. Ist Schulsprecherin geworden, hat ihr Abitur gemacht und wollte studieren. Alle Türen schienen offen zu stehen, so engagiert und künstlerisch begabt wie sie war. Dann der Rückfall. 1995, drei Jahre nach der Ersterkrankung kam sie wieder auf die Station 13 c der Kölner Uniklinik, wo ich leitender Stationsarzt war. Für die ganze Station war das ein Schock, denn von den Krankenschwestern bis zum Oberarzt hatten alle Maike ins Herz geschlossen.

Maike wusste genau, was auf sie zukommen würde. Schließlich hatte sie diese Prozedur drei Jahre zuvor bereits durchstanden. Sie wusste also, wie hart es würde: Zwei extrem belastende Chemotherapien mit langen Aufenthalten in der Isolationsstation, wehrlos gefährlichen Infektionen ausgesetzt, plus Bestrahlung wären nötig, um die bösartigen Blutzellen, die eine Leukämie ausmachen, zu beseitigen. Nur dann konnte die anschließende Knochenmarkstransplantation Erfolg haben. Als Spenderin kam wie beim ersten Mal ihre Schwester in Frage. Diese sogenannte allogene Transplantation sollte in der Uniklinik Essen durchgeführt werden, denn in Köln wurden damals nur Eigentransplantationen gemacht. Diese haben deutlich weniger Risiken, da es bei ihnen nicht zu Abstoßungsreaktionen kommen kann. Nur kam eine Eigentransplantation bei Maike nicht in Frage, weil diese bei einer akuten Leukämie nicht hilft. All die vielfältigen Risiken kannte Maike, und wir auf der Station taten alles, um sie so gut wie möglich zu unterstützen.

Nie hat sich Maike über ihr Schicksal beklagt. Doch natürlich war sie nicht nur die »Vorzeigepatientin«, sondern einfach ein junger Mensch mit allen Höhen und Tiefen. Es spielten sich Dramen ab, die wir von außen nicht wahrnahmen, weil sie so stark schien. Alle erwarteten wieder diesen heldenhaften Kampf, an dessen Ende die strahlende Siegerin der Leukämie die Stirn bot. Natürlich wussten die Eingeweihten, dass es auch ganz anders ausgehen könnte. Aber auch großartiges Scheitern hat seinen Reiz. Und Maike wusste das auch; dennoch hat sie versucht, diesen unseren Erwartungen zu entsprechen.

Beim ersten Mal hatte ich Maike nur aus der Entfernung erlebt. Auch damals war sie häufig Gesprächsthema. Ich arbeitete auf der Nachbarstation. Und selbst während der Nachtdienste kam der Oberarzt persönlich, wenn in Maikes Zimmer etwas zu tun war. Diesmal war ich zuständig, wir fanden schnell einen Draht zueinander und es entstand eine vertrauensvolle Beziehung. Um ihr das Leben auf der Station zu erleichtern, habe ich ihr eine Gitarre mitgebracht – desinfiziert, keimfrei.

Ich sah sie also häufig auch abseits der Visite. Während des Tages, wenn die stressigen Abläufe eines Tages auf der Transplantationsstation es zuließen, aber eben auch in den häufigen Nachtdiensten führten wir viele Gespräche und ich verstand besser, wo sie herkam: Eltern getrennt. Sympathischer Vater, der in einer Art WG mit einem anderen Paar lebte, die für Maike so etwas wie Ersatzeltern waren. Viele Freunde. Großes Engagement für Gerechtigkeit.

Irgendwann merkte ich: Etwas stimmt nicht! Maike hatte den ersten Durchgang der Chemo gerade hinter sich, da fragte sie mich: »Können wir mal reden?« Da es ein paar

Tage vor der nächsten Chemo war und die Immunabwehr sich wieder erholt hatte, durfte sie ihr Zimmer verlassen und wir sind in ein nahe gelegenes Café gegangen. »Ich will auf keinen Fall noch mal transplantiert werden!«, brach es aus ihr heraus. Mir fiel es wie Schuppen von den Augen: Hallo, das lag doch die ganze Zeit klar vor mir! Diese junge Frau ist völlig überfordert von den Erwartungen ihrer Eltern, ihrer Freunde und auch von uns Ärzten. Unsere »Vorzeigepatientin«, so großartig, nicht klagend, die schrecklichen Nebenwirkungen ertragend, hatte sich in Wirklichkeit innerlich schon verabschiedet. Unbemerkt musste im Laufe des ersten Zyklus eine Veränderung stattgefunden haben. »Wenn ich mir jetzt vorstelle, ich muss noch eine Chemo machen und durch die Transplantation mit allen Komplikationen, und dann vielleicht der nächste Rückfall ... Das schaffe ich nicht!«

Für mich war es ein Schock! Natürlich hatte ich wie alle anderen gehofft, dass sie wieder gesund würde. Zunächst habe ich versucht, ihre Entscheidung in unserem Gespräch zu hinterfragen. »Der Anfang ist doch gemacht, lass uns den Weg gemeinsam weitergehen.« Aber sie ließ keinen Zweifel mehr zu. Sie hatte ihre Entscheidung getroffen und wusste, was das bedeuten würde. Ihre Klarheit hatte so eine Wucht, dass ich bald einsah, dass alle Versuche, sie vom Gegenteil zu überzeugen, sinnlos sein würden.

Gleichzeitig verstand ich ihre Not. Sie wollte niemanden enttäuschen. Nicht ihren Vater, nicht ihre Mutter, weder die Freunde noch uns Ärzte. Sie wollte uns nicht sagen: »Ich weiß, Ihr wollt mir Gutes, aber ich lasse Euch nicht!« Bei einer 85-jährigen Patientin würde man sagen: Klar, kann man verstehen! Aber bei einem jungen Menschen, der eine wirkliche Chance auf Heilung hat?

Wobei diese Chance sicher nicht hoch war. Wenn der Rückfall – wie bei ihr – mehrere Jahre nach der Ersterkrankung auftritt, dann hat man eine Chance. Doch die ist natürlich geringer als bei der Ersterkrankung. Es ist schwer, sie zu genau zu quantifizieren: Vielleicht 20 Prozent, vielleicht auch nur 10, vielleicht sogar 25. Sie war auf jeden Fall nicht gleich Null, aber definitiv nicht bei 50 Prozent.

Bei dem Gespräch haben wir vereinbart, dass sie mit ihren Eltern und ich mit den Ärzten sprechen würde. Ich habe ihr versprochen, alles so vorzubereiten, dass sie nicht allein gegen »Titanen« kämpfen müsste. Also habe ich mit meinem Oberarzt und dem Chef der Klinik, Prof. Volker Diehl, geredet. Auch bei ihnen war im ersten Moment die Verwunderung groß. Auch sie dachten: Die Maike gibt nicht auf – die schafft das! Und natürlich hätten es alle gerne gesehen, dass die Kölner Uniklinik Maikes Krebs besiegt. Auf der anderen Seite waren das sehr erfahrene Ärzte, die wussten, dass es um ihre Chancen nicht gut stand. Zumal wenn sie selbst nicht mehr wirklich wollte. So haben sie letztlich die Entscheidung mitgetragen. Wir haben die Therapie gestoppt und nur noch unterstützende Maßnahmen gegeben. Meine Aufgabe bestand in der Koordination und dafür zu sorgen, dass sie viel zu Hause sein konnte.

Es war klar, dass Maike sterben würde – die Frage war nur, wann. Auch das: eine neue Erfahrung. Normalerweise gibt es drei Möglichkeiten: Entweder wird der Patient geheilt oder er stirbt an der fortschreitenden Erkrankung. Das sind dann Krebsarten, die aggressiv sind und schnell fortschreiten. Oder der Patient stirbt an den Komplikationen der Therapie – das ist die dritte Möglichkeit. All das sind relativ überschaubare Prozesse.

Was würde bei Maike passieren? Schließlich war sie jung und sportlich. Letztlich hat es gut zwei Monate gedauert, bis sie gestorben ist. In dieser Zeit habe ich sie zu Hause mit Bluttransfusionen versorgt und wir haben viel gesprochen. Das war auch für mich wichtig. Schließlich war ich unsicher: Ist das wirklich richtig, was wir da machen? Selbstverständlich hätte sie ihre Entscheidung auch jederzeit widerrufen können, dann hätten wir die Therapie fortgesetzt. Aber sie blieb bei ihrem Entschluss. Ich habe damals kein Hadern und keine Angst bei ihr erlebt. Wobei ich mir nicht vorstellen kann, dass nicht auch in ihr der Wunsch bestand, wieder gesund zu werden und zu leben. Diesen Anteil gab es sicher auch. Aber viel stärker war die Stimme in ihr, die sagte:»Ich will das alles nicht noch mal ertragen müssen!«

Kein qualvoller Tod. Das war unsere Vereinbarung: Wir gehen den Weg weiter gemeinsam und geschützt. Es war keine Entscheidung gegen die Ärzte, sondern ein Wechsel des Therapieziels: Ermöglichung eines schmerzfreien Todes. Das ist gelungen. Sie hatte noch viele gute Tage und ist dann letzten Endes beschwerdefrei gestorben.

Nach ihrem Tod hat mir ihr Vater – bei all seiner Trauer – gesagt, dass es für seine Tochter der richtige Weg war.

Durch die Begegnung mit Maike ist die Medizin für mich eine andere geworden. Die Erfahrung mit ihr hat viele Fragen aufgeworfen: Was machen wir eigentlich mit den Patienten? Wie selbstverständlich setzen wir ihre Bereitschaft voraus, die immensen Belastungen dieser Therapie zu ertragen? Es ist ja nicht wie beim Zahnarzt, wo ich – einfach gesagt – bei Zahnschmerzen hingehe, den Zahn gezogen bekomme und dann sind meine Schmerzen weg. In Maikes Fall diagnostiziert der Arzt Leukämie, und dann beginnen die eigentlichen Probleme, weil ich Therapien bekomme, die mich fertig machen. Das ist sicher bei den modernen Therapien von heute anders, aber 1995 war es definitiv so.

Natürlich wusste ich das alles, doch durch die Begegnung mit Maike bekamen diese Erfahrungen eine neue Dringlichkeit. Bis dahin hatte ich es allerdings noch nie erlebt, dass ein junger Patient seine Behandlung abbricht. In so einer Situation muss man sich als Arzt natürlich fragen, ob der Patient in seiner Not überhaupt in der Lage ist, eine solche Entscheidung zu treffen. Bei Maike konnte ich das eher akzeptieren, weil sie genau wusste, was auf sie zukommt. Sie hatte eben alles schon einmal in einem deutlich besseren Zustand mitgemacht. Und dass es jetzt einfacher werden würde, hätte keiner von uns Ärzten behaupten können. Ich habe daraus gelernt, wie wichtig es ist, dem Patienten wirklich zuzuhören und mitzubekommen, was bei ihm passiert. Man muss als Arzt bereit sein, sich auf so einen Prozess einzulassen.

Ohne darüber nachzudenken gehen wir Ärzte meist davon aus, dass alle Patienten dieselben Ziele haben wie wir – nämlich wieder gesund zu werden und hinterher ein weitgehend normales Leben zu führen. Dass es für viele dieses »normale« Leben nie mehr geben wird, auch wenn sie die Krankheit überleben, ist uns dabei nicht klar. Damals habe ich begriffen: Es gibt noch eine andere Geschichte hinter so einer Krankheit. Die erfährt man aber nur, wenn man dem Patienten zuhört. Natürlich kostet das Zeit und vielleicht stellt es unser Vorgehen infrage: Ist diese Therapie für diesen Patienten mit seiner individuellen Geschichte wirklich sinnvoll? »Vor Maike« habe ich es gemacht wie so viele meiner Kollegen und gesagt: Es gibt immer Wunder! Dann muss man sich mit diesen Fragen nicht auseinandersetzen. Und wenn das Wunder nicht eintrat, konnte ich sagen: »Es gab eine Chance, aber hier hat es leider nicht geklappt!« Und klar doch, wir haben alles gegeben, um das Unmögliche möglich zu machen. Aber wenn man so denkt und handelt, braucht man sich nicht wirklich einzulassen, man hat sich nichts vorzuwerfen. Und das ist sicher ein Grund, dass in unserem System Patienten mehr als notwendig therapiert werden.

Unbestritten, wir holen uns vorher das Einverständnis der Patienten. Das ist aber eher mechanistisch. Es ist nicht wirklich in unserem Bewusstsein angekommen, was es eigentlich bedeutet, denn keiner von uns hat je eine Chemotherapie bekommen oder eben nur die wenigsten. Was tun wir den Patienten damit an? Nicht nur physisch, sondern gerade auch psychisch. Natürlich wollen wir sie heilen, aber ich finde, dass man die Therapie mit all ihren Konsequenzen viel offener mit den Patienten besprechen muss. Das setzt natürlich voraus, dass das Verhältnis stimmt. Dass man einander vertrauen kann. Und dann muss letztlich der Patient die Entscheidung treffen. Im besten Fall mit dem Arzt zusammen, aber im Zweifel auch gegen den Arzt.

Für mich war nach dieser Erfahrung klar, dass ich nicht wie gehabt weitermachen kann. Ich habe mich dann noch mehr für eine umfassende Versorgung der Patienten eingesetzt. Daraus ergab sich auch mein Forschungsschwerpunkt, nämlich die Lebensqualität der Krebspatienten. Und wir gründeten den Verein LebensWert, um die psychosoziale Betreuung der Patienten im Klinikalltag zu verankern. Es reicht eben nicht, wenn wir Ärzte uns auf einen rein therapeutischen Standpunkt zurückziehen. Das reicht nirgendwo, aber in der Onkologie ist es besonders offensichtlich.

»Habe ich ein Recht auf ein gutes Leben?«

Der Psychotherapeut
und Allgemeinmediziner
Dr. Manfred Nelting

- liebt Qigong und Tai-Chi und ist selber Tai-Chi-Lehrer,
- tanzt seit über 20 Jahren mit seiner Frau Tango,
- freut sich, dass seine drei Kinder alle Lust hatten, über Jahre in der Gezeiten Haus Klinik mitzuarbeiten.

Es ist kein schönes Gefühl, von einer ganzen Mannschaft von Weißkitteln ausgelacht zu werden. Genau das passierte mir mit 19 Jahren. Doch danach wusste ich endlich, was ich werden wollte: Arzt! Und zwar einer, der es mal besser machen würde. Nämlich einer, der seinen Patienten zuhört.

1969. Wie manche andere steckte ich nach der 68er-Revolte in einer Lebenskrise. Ich fand mich wieder in einem Wald voller Fragezeichen und fragte mich, was ich mit meinem Leben eigentlich anfangen sollte. Zunächst hatte ich begonnen, Mathematik und Physik zu studieren. Doch mit diesem Studium kam ich nur mäßig gut zurecht. Dabei hatte ich immer von meinen Eltern und meinen Lehrern gehört, ich sei unglaublich intelligent. Die haben mich alle belogen, dachte ich und beschloss, erst mal auf Reisen zu gehen. Auf dem Landweg über Afghanistan, Indien bis nach Nepal.

Eigentlich wollte ich in Indien in ein buddhistisches Kloster. Doch der Abt schickte mich wieder weg und sagte, ich sollte zuerst drei Jahre lang die Schriften des Gründers studieren. Für diesen nicht gerade einladenden Vorschlag bin ich ihm bis heute dankbar!

Als ich schon über vier Monate unterwegs war, wurde ich in Nepal krank. Nachdem ich mich immer kraft- und energieloser gefühlt hatte, kehrte ich nach Indien zurück und ging zu einem indischen Arzt. Er diagnostizierte eine Hepatitis A und verkaufte mir ein Medikament zum Spritzen: »Wenn Sie diese Spritzen nicht regelmäßig bekommen, werden Sie sterben!«, ermahnte er mich. Die erste Spritze setzte er selber, für die weiteren schickte er mich zum örtlichen Basar. Dort wurden die Spritzen ausgekocht und auch verabreicht. Auf den Spritzen stand Vitamin B 12 drauf, aber ich verstand davon ja noch nichts.

Mein letztes Geld reichte gerade noch für den Flug nach Afghanistan. Von dort wollte ich Freunde in Deutschland per Telegramm bitten, mir Geld für den Rückflug anzuweisen. Auch das erwies sich als schwierig, weil es damals in Kabul nur jeweils mittags für eine Stunde eine Standleitung nach Paris gab. Die war meistens besetzt, weil der König telefonierte. Doch irgendwann kam ich durch und bekam schließlich das Geld für den Rückflug.

Zurück in Hamburg kam ich direkt in die Uniklinik, wo ich für die nächsten drei Wochen blieb. Die Ärzte erklärten mir, dass es für Hepatitis A keine reguläre Therapie gäbe.

»Und was ist mit den Vitamin B 12-Injektionen, die der indische Arzt mir verkauft hat?«

»Sicher nicht verkehrt für ihre Leber, aber leider nicht heilend. Wir können jetzt nur abwarten, dass die Krankheit wieder abklingt. Das braucht in der Regel ein paar Wochen.«

Doch leider besserte sich mein Zustand nicht. Die Leberwerte (Transaminasen) waren weiter sehr stark erhöht und ich fühlte mich vollkommen kraftlos.

Weil man davon ausging, dass ich nun nicht mehr ansteckend sei, wurde ich nach drei Wochen entlassen. Doch statt besser wurde mein Zustand immer schlechter. Ich war so schlapp, dass ich kaum noch die Treppen hoch kam. Außerdem hatte ich sehr stark abgenommen und wog nur noch 60 Kilo, statt wie üblich 75.

Nach einigen Monaten völliger Kraftlosigkeit wurde ich in ein anderes Krankenhaus eingewiesen, wo ich über zwei Monate in der Infektionsabteilung zubrachte. Außer regelmäßigen Laboruntersuchungen passierte auch dort nichts. Und leider: Bei meinen Leberwerten tat sich nichts.

Mürbe von dem mittlerweile chronischen Krankheitsverlauf fing ich an, mir Fragen zu stellen: Warum zeigt sich keinerlei Besserung? Könnte es nicht sein, dass es zwischen dieser Krankheit und meiner Lebenssituation einen Zusammenhang gibt? War die Reise nach Nepal nicht eine Flucht aus der Realität? Schließlich hatte ich immer noch keine Antwort auf die Frage, was ich eigentlich mit meinem Leben anfangen will. Könnte es also nicht sein, dass meine Erkrankung etwas damit zu tun hat?

Mein Forscherdrang war geweckt und meine damalige Freundin versorgte mich mit entsprechender Literatur, Bücher von Sigmund Freud, Alfred Adler, Erich Fromm und Daisetz Teitaro Suzuki. Ein großer Stapel über Zen-Buddhismus und Psychoanalyse lag auf meinem Nachttisch, als die Visite in mein Zimmer kam. Der Chef sah die Bücher und fing lauthals an zu lachen. Wie auf Geheiß fielen seine Assistenten in sein schepperndes Lachen ein. »Junger Mann, Sie sind an einem Virus erkrankt!«

Das hat mich tief getroffen, denn schließlich wusste ich das inzwischen selber. Meine Frage, ob es nicht auch andere Faktoren für den chronischen Verlauf meiner Erkrankung geben könnte, interessierte hier offensichtlich niemand.

Als die Karawane mein Zimmer wieder verlassen hatte, merkte ich, dass ich immer ärgerlicher wurde. Auf einmal kam der Gedanke: Sie hätten mich doch fragen müssen, was ich über meine Erkrankung denke. Das muss man einen Patienten doch fragen!

Ich war richtig sauer und gleichzeitig wunderte ich mich über meine heftige Reaktion. Angesichts meiner allgemeinen Schlappheit war das nun wirklich ungewöhnlich. Und auf einmal tauchte dieses trotzige Gefühl auf: Das würde ich mal besser machen! Und so wusste ich endlich, was ich tun würde: Medizin studieren!

Also bat ich meine Freundin, mir die Immatrikulationsunterlagen für Medizin mitzubringen. Ich habe dann die Unterlagen ausgefüllt und abgeschickt. An diesem Tag waren meine Transaminasen genauso hoch wie immer. Doch eine Woche später fingen sie an, sich zügig nach unten zu bewegen. Die erste Bewegung nach über acht Monaten Stillstand! Und das Wunder geschah: Innerhalb einer Woche waren meine Leberwerte wieder im Normbereich.

»Na, sehen Sie, man muss nur zuwarten«, meinten die Ärzte und entließen mich. Was mich tatsächlich bewegte und was ich daraufhin entschieden hatte, erfüllte sie mit gähnendem Desinteresse.

Nach der Entlassung dauerte es dann noch drei Monate, bis ich wieder richtig auf die Beine kam. Doch meine Leberwerte blieben tadellos und sind es bis heute geblieben.

Vier Monate nach meiner Entlassung fing ich an, Medizin zu studieren. Für meinen künftigen Beruf wollte ich mir vor allem zwei Dinge merken: Zum einen nahm ich mir vor, jeden Patienten zu fragen, was er selber über seine Krankheit denkt. Zum anderen wollte ich darauf achten, welche Rolle das Thema »Entscheidung« bei Erkrankungen im Allgemeinen und Leber-Erkrankungen im Besonderen spielt. Damit war ich vom ersten Tag meines Studiums in die Psychosomatik eingetreten. Eine Art praktischer Grundausbildung hatte ich ja bereits hinter mir.

Ich hatte dann das große Glück, in Hamburg bei Prof. Klaus Dörner lernen zu können. Sein Buch »Irren ist menschlich« (1976) war damals das Lehrbuch für Psychiatrie, aber letztlich auch Psychosomatik. Er wurde ein ganz wichtiger Mentor für mich, genauso wie später – als wir schon unsere erste Klinik, die Tinnitusklinik in Bad Arolsen (1992), gegründet hatten – Prof. Thure von Uexküll. Was den Verlauf meiner Erkrankung anging, kamen beide unabhängig voneinander zu demselben Schluss: Wenn fällige Entscheidungen getroffen werden, kann das eine ganz erstaunliche Wirkung auf unser Immunsystem und damit auf den Prozess der Heilung haben.

Interessanterweise sieht das auch die traditionelle chinesische Medizin so. Schon während meines Studiums fing ich an, mich für sie zu interessieren. Das lag für mich nahe, weil meine Familie eine starke Verbindung zu China hatte. Schließlich hatten meine Urgroßeltern über 30 Jahre lang dort gelebt, meine Großmutter war in Shanghai und meine Mutter in Wuhan geboren. Ich entdeckte, dass aus der Sicht der chinesischen Medizin Leberkrankheiten immer von Zweifel und Unentschiedenheit begleitet werden. Daher sind Entscheidungen ein wesentliches Element in der Behandlung dieser Krankheiten.

Viele Menschen führen ein Leben, das ihrem Wesen nicht gerecht wird. Als Arzt habe ich immer wieder beobachten können, wie positiv es sich auf ihre Gesundheit auswirken kann, wenn sie sich schließlich für einen Weg entscheiden, der ihrem Wesen eher entspricht. Das gilt ganz besonders auch für chronisch Erkrankte, denn gerade bei ihnen vergisst man oft, dass sie nicht nur sehr krank, sondern auch sehr gesund sein können. Das heißt, sie können ihren Zustand deutlich in Richtung Gesundheit verschieben. Und zwar meist selbst dann, wenn es sich um eine Erkrankung handelt, die man nicht heilen kann. Das ist eine ganz erstaunliche Erkenntnis, die letztlich für den Arzt bedeutet: Begegne deinen Patienten wirklich und höre ihnen genau zu. Und stemple jemanden nicht gleich mit einer Diagnose ab und drücke ihm schon gar nicht eine Prognose auf. Wenn mir also Patienten von anderen Ärzten geschickt wurden, hörte ich ihnen erst zu. Erst danach schaute ich mir die Arztbriefe an, die sie mitgebracht hatten.

Dabei besprach ich mit ihnen auch, welche Bedeutung die Krankheit für sie hat. Ich sehe mich als Begleiter meiner Patienten und finde, dass die Begegnung zwischen Arzt und Patient die Basis jeder Medizin sein sollte. Und dabei sollte der Patient die Deutungshoheit seiner Erkrankung nicht aus der Hand geben.

Ein interessantes Beispiel sind in diesem Zusammenhang die Diabetiker. Es gab immer wieder Patienten, die sagten: »Ich glaube, mein Diabetes hat auch etwas mit meinem Lebensstil zu tun. Vielleicht müsste ich mich mehr bewegen, statt nur Insulin zu spritzen und Kalorien zu zählen?!« Viele Ärzte wollten da nicht mitgehen und sagten: »Nun nehmen Sie schon Ihre Medikamente.« Und doch hatten diese Patienten vielfach Recht. In den letzten Jahren stellte sich nämlich immer klarer heraus, dass Diabetes Typ 2 letztlich eine direkte Folge mangelnder Bewegung ist und nicht nur genetische Disposition. Daher bekam sie mittlerweile international auch den Namen »Non Walking Disease«. Sicherlich brauchen diese Patienten häufig auch Medikamente, aber die beste Therapie ist bei dieser Erkrankung nun mal Bewegung, wobei die Ernährung natürlich auch eine wichtige Rolle spielt. Das Beispiel zeigt also, wie wichtig es für Patienten sein kann, ihrer Intuition zu folgen.

Beim Nachdenken über die eigene Krankheit taucht oft das Thema »Schuld« auf. Entweder weist man die Schuld nach außen – »Die haben mich krank gemacht!« – oder sich selbst zu: »Ich bin selber schuld, dass ich krank geworden bin!« Solange man so denkt, ist Heilung schwer möglich. Daher ist es wichtig, die Schuldzuweisung nach außen zu beenden bzw. die Schuld, die man sich selbst gibt, zu verzeihen. Für den Prozess der Heilung geht es eben nicht um Schuld, sondern darum, Verantwortung zu übernehmen.

Auch das hat mich meine frühe Erfahrung mit der Hepatitis gelehrt: Als ich verstand, dass ihr chronischer Verlauf etwas mit meiner Flucht aus dem Leben zu tun hatte, fühlte ich mich zunächst schuldig. Doch indem ich die Entscheidung für mein Medizinstudium getroffen hatte, gewann ich die Verantwortung über mein Leben zurück.

Auch hier ging es um eine Entscheidung. Irgendwann muss jeder Position beziehen: »Habe ich ein Recht auf ein gutes Leben?« Solange man sich schuldig fühlt, wird die Antwort immer »Nein« lauten. Sobald man aber sagen kann: »Doch, ich habe dieses Recht!« – führt es aus der Spirale der Schuld hinaus.

Letztlich muss ich also den Ärzten, die mich damals so ausgelacht haben, dankbar sein. Der Ärger über sie hat etwas in mir stimuliert, was mir die Richtung für mein Leben gewiesen hat. Die Entscheidung Medizin zu studieren, war meine Rettung. So konnte Heilung geschehen.

»Natürlich entscheiden Sie mit, aber ich helfe Ihnen!«

**Die Sozialmedizinerin
Dr. Annette Wagner**

- ist fasziniert, welche Menschen sie durch ihren Beruf als Sozialmedizinerin kennen lernt und wie unterschiedlich sie mit den Schicksalsschlägen des Lebens umgehen,
- ist Mutter zweier erwachsener Söhne und freut sich, dass sie kürzlich Oma geworden ist,
- liebt Musik und spielt Saxophon und Klavier.

Als meine Mutter mit nur 55 Jahren starb, war ich gerade 23. Damals, 1981, hatte ich gerade mein erstes medizinisches Examen abgelegt. Vor meinem Studium hatte ich bereits ein freiwilliges soziales Jahr im Krankenhaus absolviert und außerdem für den Sanitätsdienst der Johanniter gearbeitet. Beim Sanitätsdienst hatte ich gelernt: Sekunden können Leben retten! Daher ist die sofortige Herz-Lungen-Wiederbelebung so wichtig. Dass die nachfolgende Langzeitbeatmung nicht für jeden ein Segen ist, das habe ich durch meine Mutter erfahren. Und auch, dass wir lernen müssen, das Sterben als Teil des Lebens zu begreifen. Ihr Tod hat mich – nicht zuletzt als Ärztin – für mein ganzes Leben geprägt.

Meine Mutter war ein sehr lebensfroher Mensch. Auf allen Fotos fällt ihr fröhliches Lachen auf und ich weiß, dass sie sehr glücklich mit meinem Vater war. Die beiden liebten Aktivurlaube in den Bergen, zum Beispiel in den Walliser Alpen, wo sie auf das 4199 m hohe Rimpfischhorn geklettert sind. Meine Mutter hatte keine gesundheitlichen Probleme, bis sie 1981 auf einmal hohen Blutdruck und eine leichte Form von Diabetes bekam. Man stellte eine Verkalkung ihrer Halsschlagader fest, die man in Ruhe ambulant abklären wollte.

Noch leicht in Sorge fuhr ich dennoch mit meinem Freund nach St. Ives (Cornwall) in Urlaub. Dort erreichte mich bereits zwei Tage später der Anruf meines Vaters, dass Mutter notfallmäßig ins Krankenhaus gebracht werden musste. Sie hatte plötzliche Fehlwahrnehmungen und sagte zu meinem Vater Sätze wie: »Tue doch mal die Wand da weg ...« Und auf einmal fehlten ihr bestimmte Worte. Mein Vater, der Apotheker war, hat das gleich richtig als

Vorsymptom eines Schlaganfalls gedeutet und den Notarzt gerufen. Sie kam dann in die Neurologie der Uniklinik Düsseldorf.

Auf der Stelle entschieden wir uns, unseren Urlaub abzubrechen und die nächste Fähre nach Deutschland zu nehmen. Mein erster Weg nach dem Anlegen der Fähre führte mich ins Krankenhaus. Meine Mutter war bereits operiert worden und ich war sehr erleichtert, weil sie ganz entspannt und aufgeräumt wirkte. Vor allem war sie froh, dass sie die Operation gut hinter sich gebracht hatte und auch wieder Appetit verspürte. Allerdings wunderte ich mich, dass sie plötzlich beim Essen sagte, alles schmecke so salzig. Wenig später sackte sie in sich zusammen und wurde bewusstlos. Ich habe sofort mit der Wiederbelebung begonnen und nach Hilfe gerufen. Da sie Atem- und Herzaussetzer hatte, kam sie sofort auf die Intensivstation, wo sie künstlich beatmet wurde.

Inzwischen weiß ich, dass schon ihr Empfinden, dass das Essen so salzig schmecke, ein Vorbote für den Gehirninfarkt war, den sie dann tatsächlich erlitten hat. Bei der Operation hatte man beide vorderen Hauptgefäße gleichzeitig geöffnet, um den Kalk herauszuschälen, der beide Gefäße zu 70 Prozent eingeengt hatte. Das würde heute niemand mehr machen. Denn obwohl die Technik an sich funktioniert hat, hatte sich bei ihr danach wohl eine Thrombose entwickelt, die den Stammhirninfarkt ausgelöst hat. Weil dieses Risiko bei solchen Operationen immer besteht, wird mittlerweile nur noch ein Gefäß pro Eingriff behandelt. Das geschieht unter anderem auch, um die Basisversorgung des Gehirns im Fall von Komplikationen zu gewährleisten.

Meine Mutter lag dann im Wachkoma auf der Intensivstation, wo mein Vater immer an ihrer Seite blieb. Während die Beatmungsmaschine ihr monotones Zischen von sich gab, sang er an ihrem Bett ihre Lieblingslieder. Da ihre Augen meistens geöffnet waren, hatten wir immer das Gefühl, sie schaue uns an. Wenn mein Vater zum Beispiel eine Rose mitbrachte und sie ihr auf den Bettrand legte, hatte er den Eindruck, sie schaue diese Rose an. Natürlich hegten wir die Hoffnung, dass sich ihr Zustand bessern würde.

Mittlerweile hatten wir eine Rehabilitationsklinik ausfindig gemacht, die auf Beatmungspatienten spezialisiert war. Vielleicht könnte sie ja lernen, mit den Augenlidern zu kommunizieren. Einmal runter: Ja, zweimal runter: Nein.

Doch wir mussten erkennen, dass diese Hoffnung eine Illusion blieb: Alle durchgeführten Untersuchungen von EEG-Kurven über CT bis MRT des Schädels zeigten, dass ihr Gehirn irreversibel geschädigt war. Die Ärzte sagten uns ganz deutlich, dass sie keine Hoffnung mehr hätten, dass unsere Mutter ins Leben zurückkehren würde. Das bedeutete aber keineswegs, dass jetzt die Geräte abgestellt wurden. Diesen Schritt wollte keiner tun.

Wir sind in dieser schweren Zeit als Familie sehr zusammen gerückt. Ich wohnte mit meinem Freund zusammen im Haus bei meinem Vater, sodass er nicht allein war. Auch meine Schwester und die Geschwister meines Vaters standen ihm bei – genauso wie der katholische Pater, mit dem er gut befreundet war. Das Loslassen war für uns alle sehr schwer, ganz besonders jedoch für meinen Vater, der meine Mutter unendlich geliebt hat. Und gleichzeitig wussten wir, dass es für meine Mutter im Grunde eine Quälerei war. Natürlich konnten wir nicht wissen, was sie wirklich mitbekam. Aber sie muss gelitten haben, allein schon wegen des ständigen Fiebers. Weil sie ihre Körpertemperatur nicht mehr regulieren konnte, lag sie zwar die ganze Zeit auf einer Kühlmatte, dennoch stieg das Thermometer immer wieder auf 40 Grad.

Dass ihr Leiden nach acht Wochen ein Ende fand, lag an einem weiteren Schicksalsschlag. Ein Professor der Klinik wurde Zeuge eines schweren Verkehrsunfalls auf der gegenüberliegenden Spur der Autobahn. Um zu helfen, kletterte er über die Leitplanke und wurde selbst überfahren. Er kam notfallmäßig auf die Intensivstation, auf der meine Mutter lag. Da kein weiterer Beatmungsplatz frei war, wurde meine Mutter von der Beatmungsmaschine genommen, auf eine normale Station verlegt und dort an ein nur unterstützendes System angeschlossen.

Mein sehr gläubiger Vater sagte damals: »Jetzt liegt es in Gottes Hand!« Es hat dann keine Woche mehr gedauert, bis sie gestorben ist. Im Nachhinein kann ich nur sagen, dass es ein Segen war, dass damals kein weiterer Beatmungsplatz frei war. Ansonsten hätte sie unter Umständen noch Jahre so liegen und leiden müssen.

Zwei Jahre nach dem Tod meiner Mutter trat ich meine erste Stelle in einem Krankenhaus am Niederrhein an. Das war ein kleines Haus mit 200 Betten, in dem ich in den Diensten, die bis zu 36 Stunden dauerten, alleine für das ganze Krankenhaus zuständig war. In diesem Haus gab es keine Beatmungsplätze, nur eine Überwachungsstation. Wenn also in meinem Dienst ein Notfall eingeliefert wurde, musste ich entscheiden, ob der Patient bei uns bleibt oder mit Notarzt-Begleitung in die nächst größere Klinik verlegt wird, damit er dort beatmet würde. Das war für mich als 25-jährige Ärztin schon eine gewaltige Verantwortung!

Wenn ein Notfall-Patient kam, habe ich zunächst eine vorübergehende Beatmung eingeleitet – intubiert oder mit Maske und Ambu-Beutel von Hand – um Zeit zu gewinnen. So konnte ich einen Blick auf die Daten des Patienten werfen und mit den Angehörigen sprechen. Wenn es zum Beispiel ein älterer Patient mit einer Krebsdiagnose war, der bereits Metastasen hatte und laut Angaben der Angehörigen unter Schmerzen litt, haben wir Ärzte zu den Angehörigen gesagt: »Aus unserer Sicht würden wir Ihren Angehörigen wegen seines schlechten Zustands nicht mehr zur Beatmung verlegen. Wie sehen Sie das?« Ich glaube, damit haben wir ihnen eine große Last genommen. Denn Angehörige sind jeweils vollkommen überfordert, wenn keine klare Patientenverfügung vorliegt und der Arzt in so einer Situation verlangt: »Jetzt entscheiden Sie mal!« Wie schwer das ist, hatte ich ja selbst erlebt. Von daher wusste ich, wie wichtig es ist, dass ein Arzt Führung anbietet und sagt: »Natürlich entscheiden Sie mit, aber ich helfe Ihnen!«

Ich glaube nicht, dass ich diese schwierigen Gespräche damals hätte führen können, wenn ich nicht zuvor selbst erfahren hätte, was in einer solchen Situation auf Angehörige zukommt. Das hat mir die Scham vor solchen Gesprächen genommen und ich konnte die Erfahrung machen, dass die meisten Angehörigen froh darüber waren, mit dieser Entscheidung nicht allein gelassen zu sein. Und wenn ich gemerkt habe, dass sie einfach noch nicht so weit waren, ihren Angehörigen loslassen zu können, dann wurde der Patient eben verlegt und beatmet.

Heutzutage ist die Situation keineswegs leichter geworden. Einerseits haben wir jetzt die Patientenverfügung, mit der Patienten für sich selbst festlegen können, dass sie in solchen Fällen keine Langzeitbeatmung wünschen. Andererseits gibt es inzwischen deutlich mehr Beatmungsplätze, und so ist die Tendenz gestiegen, den Tod so weit wie möglich hinauszuschieben. Und natürlich hat man seine Patientenverfügung nicht in der Tasche, wenn etwas passiert. Die Entscheidung, ob man an die Geräte angeschlossen wird oder nicht, wird innerhalb von Sekunden oder Minuten getroffen. Liegt keine Patientenverfügung vor, wird der Arzt zunächst immer auf Nummer Sicher gehen und die Beatmung anordnen.

Das habe ich selbst erlebt, als mein Vater mit 89 Jahren in seiner Wohnung bewusstlos aufgefunden wurde.

Wir wussten, dass unser Vater ein Aneurysma an der Aorta hatte, das jederzeit platzen konnte. Erschwerend kam bei ihm außerdem ein mehrfach operierter fortschreitender Blasenkrebs hinzu. Ihm selber war das Risiko des Aneurysmas bewusst und er hatte entschieden, dass er nicht operiert werden wollte. Bei seinem letzten Krankenhausaufenthalt hatte es das so mit den Ärzten besprochen und war auf seinen Wunsch ohne Operation entlassen worden. Als er nun bewusstlos in seiner Wohnung gefunden wurde, kam sofort der Notarzt. Da ich nicht vor Ort war, habe ich den Notarzt am Telefon darüber informiert, dass eine Patientenverfügung vorliege und mein Vater keine entsprechenden Maßnahmen gewünscht habe. Daran hat er sich auch gehalten, doch das Krankenhaus widersprach: »Wir brauchen die Originalvollmacht, sonst müssen wir jetzt alle nur möglichen Maßnahmen einschließlich Reanimation und Langzeitbeatmung durchführen!« Also habe ich meinen Sohn zu Hause angerufen und gebeten, die Vollmacht sofort ins Krankenhaus zu bringen. Ich kam vor ihm an und hatte alle Mühe, die Ärzte zu überzeugen, mit der Entscheidung zu warten. Das ist mir nur gelungen, weil wenige Minuten später mein Sohn mit der Vollmacht eintraf.

Verständlicherweise wollten sich meine Kollegen absichern, denn es besteht immer die Angst, verklagt zu werden, und natürlich haben wir als Ärzte den Auftrag, Leben zu retten. Darauf haben wir schließlich einen Eid geschworen. Dabei sollten wir allerdings nicht vergessen, dass nicht alles, was medizinisch möglich ist, auch in jedem Fall durchgeführt werden muss, denn das Sterben gehört zum Leben. Die künstliche Beatmung wird mittlerweile oft fortgesetzt, weil keiner da ist, der sagt: »Wir stellen die Beatmung jetzt ab.« Dies ist eine Änderung des Behandlungsprinzips, die in jedem Einzelfall sorgfältig abgewogen und mit den Angehörigen besprochen werden kann. Und dennoch tun sich die Ärzte nach wie vor schwer damit. Denn in dem Moment, in dem man den Schalter umlegt, handelt man ja aktiv. Und dennoch ist es keine aktive Sterbehilfe, weil man von einer aktiv verlängernden auf eine palliative Behandlungsform wechselt. Letztendlich lässt man den Dingen damit – unter einer lindernden Therapie – lediglich ihren natürlichen Lauf.

Als Sozialmedizinerin bin ich immer wieder mit Beatmungspatienten konfrontiert, weil ich für die Krankenkasse Gutachten erstelle. Meine Aufgabe besteht darin, Fälle häuslicher Beatmung zu entscheiden: Ist bei dem Patienten jederzeit und nicht planbar ein Notfall denkbar, der Fachwissen und direktes Eingreifen von beatmungsmedizinisch geschultem Personal erfordert? Falls ja, muss rund um die Uhr entsprechend geschultes Personal vor Ort verfügbar sein, das das Beatmungsgerät richtig einstellen kann und notfalls absaugen kann. Meine Entscheidung betrifft lediglich die medizinisch-sachliche Ebene und – Gott sei Dank – nicht die ethische. Ob eine aktive Beatmungsstrategie in eine palliative Therapie umgewandelt werden sollte, liegt allein im Ermessen der behandelnden Ärzte. Während der Begutachtung meiner Patienten im Hausbesuch frage ich mich manchmal schon, ob ich in diesem Fall nicht gemeinsam mit ihnen oder den Angehörigen anders entschieden hätte.

Ich denke zum Beispiel an eine Patientin mit weit fortgeschrittenem Tumorleiden und Metastasen in den Knochen. Diese Frau litt unter Knochenschmerzen und sagte mir, sie würde lieber heute als morgen einschlafen. Doch ihr Mann wollte das nicht wahrhaben. Er konnte sie nicht loslassen und ließ seine Frau keinen Moment aus den Augen. Ihm zuliebe hat sich diese Frau weiter beatmen lassen und alles Leiden auf sich genommen, um für ihn wach zu bleiben. Dabei hätten ihre Schmerzen längst durch eine palliative Behandlung gelindert werden können, die sie dann vermutlich in einen schlafähnlichen Zustand versetzt hätte.

Natürlich erlebe ich in meiner Tätigkeit als Sozialmedizinerin immer wieder Patienten, die von einer 24-Stunden-Beatmungspflege durchaus profitieren. Sie sind dadurch noch in der Lage, ihr Leben im Rahmen ihrer Möglichkeiten selbstbestimmt und bei klarem Verstand zu gestalten. Doch in Fällen mit sehr schlechter Prognose, in denen unter hohem Leidensdruck das Sterben verlängert wird, wäre eine Änderung der Behandlungsstrategie ratsam. Das setzt aber voraus, dass die Angehörigen bereit sind, die Frage zu zulassen: Was ist denn eigentlich für den Kranken, die Patientin das Beste? Wie würde er oder sie selbst entscheiden, wenn sie dazu noch in der Lage wären? Und kann es nicht sein, dass der Tod eine Erlösung wäre?!

Manchmal bin ich selbst heute noch traurig, dass meine Mutter die vielen schönen Dinge in meinem Leben nicht mehr erleben durfte: meine Heirat, meinen beruflichen Werdegang, die Geburt meiner beiden Söhne und vieles mehr. Aber ich weiß, dass sie glücklich in ihrem Leben war und bin froh, dass ihr ein jahrelanger Leidensweg erspart geblieben ist.

»Ohne diese Schwestern und Pfleger könnten wir den Betrieb hier zumachen«

Die Neurochirurgin
Dr. Ann Kristin Schmitz

- hat gelernt, dass sie für ihren Beruf Rückgrat braucht,
- ist passionierte Seglerin; ihre Urlaube verbringt sie gerne auf dem Großsegler »Alexander von Humboldt II«, einem Segelschiff mit 70 Leuten an Bord – entweder als Ärztin, aber lieber noch als Leichtmatrose,
- liebt Oper, Theater und interkulturelle Projekte.

Wenn ich zu meiner Bank gehe, um einen Kredit zu beantragen, stelle ich mich dem Sachbearbeiter freundlich vor und schildere mein Anliegen. So erlebe ich auch die meisten Patienten in der Klinik: freundlich ihr Anliegen schildernd. Doch es gibt Ausnahmen. Unvermittelt stürmt ein Patient in der Ambulanz auf mich zu und schreit: »Wissen Sie eigentlich, wie lange ich hier schon warte?!«

Nein, das weiß ich in diesem Moment noch nicht. Auch nicht, wer das ist und um welches Problem es geht. Also ist Deeskalation angesagt: »Guten Tag, ich bin Dr. Schmitz. Was kann ich für Sie tun?«

Das hilft, mal mehr und mal weniger. Von Hause aus habe ich gelernt, freundlich und hilfsbereit zu sein und Erwartungen anderer an mich möglichst zu erfüllen. Typ: Harmonie. Und das ist erst einmal OK, aber was ist mit Patienten, die schlicht unverschämt sind?

Ich weiß: Ein Patient ist in einer Ausnahmesituation. Das entschuldigt manches, aber eben nicht alles. Ganz sicher entschuldigt es keinen Rassismus. Und leider erlebe ich den auch in deutschen Kliniken immer wieder. Zum Beispiel gegenüber José Ruiz, meinem Kollegen aus Guatemala. Mit ihm habe ich als junge Assistenzärztin bei meiner ersten Arbeitsstelle zusammengearbeitet. Fürs Protokoll – er spricht ausgezeichnet Deutsch.

Er ist vollkommen aufgebracht, als ich ihm auf dem Flur begegne.

»Weißt du, was der alte Mann aus Zimmer 12 gerade zu mir gesagt hat? ›Von Ihnen lasse ich mich nicht behandeln! Von meinem Arzt kann ich ja wohl erwarten, dass er vernünftig Deutsch spricht‹.«

»Was für eine Unverschämtheit! Wie hast du reagiert?«

»Gar nicht! Ich bin einfach aus dem Zimmer gegangen. Doch eins ist klar: Zu dem gehe ich nicht mehr!«

»Da würde ich mich am liebsten sofort anschließen, denn zu mir ist er immer zuckersüß ... total unangenehm.«

Es geht mal wieder um Willy Sauter, den Patienten in Zimmer 12. Rentner, 75 Jahre, nie zufrieden. Typ Hausmeister, der am Fenster auf Falschparker wartet, um sie anzuzeigen. Keiner auf der Station hat gerne mit ihm zu tun: Weder die deutschen Schwestern, die er morgens anflötet – »So hübsche Mädels, da kommen ja meine Hormone so richtig in Wallung.« –, noch die ausländischen Schwestern, die er gerne herumkommandiert.

»Ach, die junge, hübsche Frau Doktor, und blond ist sie auch noch«, begrüßt er mich und schwärmt von seinem Schrebergarten. »Da gibt es noch richtige Gemeinschaft. Wir können wirklich froh sein, dass wir in Deutschland noch so etwas haben. Ja, das ist Heimat und deutsche Kultur. Dafür brauche ich keine Ausländer. All die Flüchtlinge, die jetzt kommen, weil sie unseren Wohlstand wollen.«

»Herr Sauter, ich bin hier um mit Ihnen die anstehende Operation zu besprechen«, unterbreche ich seinen Redeschwall.

Mit kühler Distanz kläre ihn über den Shunt auf, den wir legen wollen. Herr Sauter leidet unter einem Normaldruckhydrozephalus. Das heißt, er hat zu viel Nervenwasser im Gehirn und deswegen u. a. Probleme beim Laufen. Über den Shunt soll dieses Wasser abgeführt werden. Die medizinische Fachsprache hilft mir, Distanz aufzubauen. Aber reicht das? Hätte ich ihn nicht zurechtweisen müssen?

Doch kann ich mir das als Jüngste im Team erlauben? Gerade als junge Ärztin in der Chirurgie finde ich es manchmal nicht leicht, meinen Platz zu finden. Obwohl sich für Ärztinnen in den Kliniken manches getan hat und Gleichberechtigung ein Thema ist, wird man immer noch besonders beäugt: Wie verhält sie sich? Ist sie zickig? Besserwisserisch oder kollegial?

Und natürlich sind unsere Krankenhäuser nach wie vor streng hierarchisch organisiert. Eine klare Ansage kann in diesem System eigentlich nur der Chef- oder der Oberarzt machen, die anderen haben zu schweigen. Doch leider hat der Oberarzt hier keine deutliche Position bezogen. Klar, mein Kollege José musste den Patienten nicht weiter behandeln, aber die klare Ansage fehlte: »So geht man nicht mit meinen Mitarbeitern um!«

Das habe ich in Südafrika anders erlebt, wo ich nach meinen Examen drei Monate in einer Klinik für Kinder-Neurochirurgie gearbeitet habe. Dieses Krankenhaus in Kapstadt gilt als eines der besten weltweit und ich war froh, dort lernen zu können.

Tom, drei Jahre alt, gehörte zu meinen Patienten. Er hatte einen gutartigen Tumor im Kleinhirn, der operiert werden sollte. Aufgrund des Tumors war sein Gleichgewichtssinn gestört, weswegen er immer wieder hinfiel. Wie das in Kinderkliniken üblich ist, durften die Eltern bei ihrem Kind sein. Toms Mutter blieb Tag und Nacht auf seinem Zimmer, der Vater kam meistens tagsüber. Smartes Unternehmerpaar, sportlich, schlank, dynamisch. Weiße Hautfarbe. Eigentlich Leute, mit denen ich mir vorstellen könnte, ein Bier trinken zu gehen – zumal sie mit Ende zwanzig in meinem Alter waren.

Auch Tom war ein netter, aufgeweckter Junge. Ich hatte ihn aufgenommen, untersucht und für die OP vorbereitet. Gleichzeitig war auch meine Kollegin Ndiliswa Feza dabei. Eine stolze, schwarze Frau, die bereits ihren Facharzt für Neurochirurgie besaß. Sie war deutlich erfahrener als ich.

Natürlich waren Toms Eltern sehr besorgt und wollten sicherstellen, dass ihr Sohn die bestmögliche Behandlung bekommt, Ndiliswa Feza war also genau die Richtige. Doch bald bemerkte ich, wie distanziert sie im Umgang mit ihr waren. »Wir wollen nicht, dass sie unseren Sohn behandelt«, sagten sie schließlich zum Oberarzt. Für mich war das ein Schock. Das waren junge, aufgeklärte Leute und keine Hinterwäldler.

»Was immer Ihre Überzeugungen sind, auf dieser Station beurteile ich meine Mitarbeiter nicht nach Hautfarbe, sondern nach Qualifikation. Und Dr. Ndiliswa Feza ist eine sehr qualifizierte Ärztin.«

»Das mag ja sein, aber wir wollen lieber, dass die deutsche Ärztin unseren Sohn behandelt«, insistierten die Eltern.

»Tut mir leid. Dr. Feza ist die erfahrenere Kollegin, daher wird sie die Behandlung durchführen.«

»Wir haben ja auch gar nichts gegen Farbige, aber wir hatten in der Vergangenheit schon mal Probleme«, versuchte die Mutter es nochmal.

»Hier werden Sie keine Probleme haben«, antwortete der Oberarzt knapp und damit war der Fall für ihn erledigt.

Natürlich war er das nicht für meine Kollegin. Das Verhalten von Toms Eltern hatte sie tief verletzt. »So etwas ist mir leider schon häufiger begegnet und dennoch bin ich jedes Mal schockiert«, sagte sie zu mir. »Zu Recht«, antwortete ich. »Es ist verstörend zu sehen, wie schlimm dieser Rassismus aus Zeiten der Apartheid auch heute noch ist.«

Meine Kollegin hat dann weitgehend auf den direkten Kontakt mit Tom und seinen Eltern verzichtet. Nur bei den Visiten kam sie mit in Toms Zimmer.

Genauso verletzend gingen die Eltern mit den schwarzen Stationsschwestern um. Wenn die etwa Essen aufs Zimmer brachten, wurde das von Toms Mutter zurückgewiesen. Von Schwarzen nahm sie grundsätzlich nichts, von der weißen Schwester hingegen schon. Es war solche Gesten, die ihre Gesinnung zeigten.

Für mich war es das erste Mal, dass ich mit offenem Rassismus konfrontiert war und ich fühlte mich ziemlich hilflos. Wie sollte ich diesen Eltern begegnen? Zumal ich nicht wollte, dass am Ende der kleine Tom der Leidtragende ist. So bin ich seinen Eltern weiter freundlich, aber distanziert begegnet und habe immer betont, wie viel ich noch von Ndiliswa Feza lernen könne. Später habe ich mich manchmal gefragt, ob das genug war.

Mittlerweile bin ich an der Uniklinik in Bonn und gehöre dort zu den Alt-Assistenten im letzten Stadium der Facharztausbildung. So habe ich jetzt mehr Verantwortung im Team und die will ich auch nutzen. Wir haben viele philippinische Schwestern und Pfleger auf der Station, ohne sie würde der Betrieb hier zusammenbrechen. Leider wird das von manchen Patienten nicht wertgeschätzt. Im Gegenteil. Kürzlich sagte ein Patient bei der Chefvisite vor allen Ärzten und dem Pflegepersonal: »Es ist ja schlimm auf dieser Station, keiner spricht hier richtig Deutsch. Und die ausländischen Schwestern hier sind ja wohl kaum geeignet, mich fachgerecht zu behandeln.«

Rücksicht auf den Patienten nehmen, über Äußerungen hinweg gehen, das funktionierte nicht mehr – also –

Mund aufmachen: »Jetzt sage ich Ihnen auch mal was: Ohne diese Schwestern und Pfleger könnten wir den Betrieb hier zumachen. Das sind allesamt sehr qualifizierte Mitarbeiter, und wir sind stolz auf sie!«

Ende der Durchsage. Der Patient guckte mich ganz verdattert an und war still. Und noch besser: Auch von meinem Chef bekam ich Rückendeckung und keine Maßregelung hinterher. Im Gegenteil, es gab anerkennende Blicke meiner Kollegen.

Es war ein befreiendes Erlebnis: Ich kann mich also zur Wehr setzen! Das ist gut für mich und für andere. Auch wenn es mir nicht in die Wiege gelegt wurde, so bin ich doch lernfähig. Auch gegenüber unverschämten Patienten.

So habe ich durch den grantigen Herr Sauter etwas Wichtiges begriffen: In diesem Beruf brauche ich Rückgrat und kann nicht immer nur die freundliche Frau Doktor sein.

»Die Depression kann wie eine feindliche Übernahme sein«

Der Palliativmediziner
Dr. Robert Gaertner

- liebt es, Visionen in praktische Strategien umzusetzen und sie so Wirklichkeit werden zu lassen,
- ist begeistert von neuen Technologien, wenn sie dem guten Miteinander dienen,
- liebt Geschwindigkeit und schnelle Autos.

»Was ist mit dir?«, fragte ich besorgt meine Kollegin Lisa. »Das willst du gar nicht wissen«, lautete ihre lakonische Antwort.

Auf einmal war sie so anders: in sich gekehrt, verschlossen, traurig. Wo war ihr mitreißender Elan, ihre Fröhlichkeit? Das fragte ich mich, als ich Mitte November 2016 aus meinem Indien-Urlaub zurückgekommen war. Einige Wochen später als geplant, weil ich dort einen schweren Motorradunfall hatte und immer noch auf Krücken angewiesen war.

Ich wusste von den Problemen meiner Kollegin. Von ihrer Scheidung, bei der ihr ehemaliger Partner ihr ständig neue Steine in den Weg legte, und ich wusste von ihren wiederkehrenden Depressionen. Genauso wusste auch sie, was mir zu schaffen machte. Zwischen uns herrschte vertrauensvolle Offenheit, doch jetzt hatte sie »zu« gemacht. Das wurde mir bei unserer Weihnachtsfeier im Dezember 2016 ganz deutlich bewusst. Normalerweise stand sie dort auf und ließ es sich nicht nehmen, eine feurige Ansprache an unser Team zu halten. Doch nun saß sie ganz zurückgezogen dabei und überließ das Reden mir. Eine andere Kollegin, der sie auch herzlich verbunden war, brachte sie nach Hause. »Lisa, was ist denn? Warum bist du so traurig?« Da sagte sie nur: »Ich bin sehr traurig.« Das war es. Auch meine Kollegin konnte nicht zu ihr vordringen.

Was für eine beeindruckende Frau, dachte ich, als ich Lisa 2011 in Bad Nauheim kennenlernte. Ich war dort Teilnehmer einer Fortbildung für Palliativmedizin der Landesärztekammer und Lisa war eine der Dozentinnen. In diesem Kurs war ich der Einzige, der seit Jahren nicht mehr praktisch als Arzt tätig gewesen war. In den 20 Jahren zuvor hatte ich beratend im Gesundheitsmanagement gearbeitet.

Durch den Tod meines Vaters 2010 kristallisierte sich für mich heraus, dass ich mich wieder ganz praktisch mit der Medizin auseinandersetzen wollte. Mein Vater hatte unter starker Herzinsuffizienz gelitten und dann noch eine Lungenentzündung bekommen. Bis zum Schluss war er ganz klar im Kopf und wollte auf keinen Fall irgendwelche lebensverlängernden Maßnahmen. Ich hatte einen guten Kontakt mit dem Oberarzt der Klinik und wir konnten seinem Wunsch nachkommen, mein Vater konnte in Frieden gehen. Mich bestärkte das in der Überzeugung, dass die palliative Medizin mehr ist als die herkömmliche Apparatemedizin.

Das Thema interessierte mich. So fing ich an zu recherchieren und lernte Lisa bei dieser Fortbildung kennen. Sie unterschied sich deutlich von allen anderen Dozenten. Vor allem durch ihre hervorragende Intelligenz gemischt mit einer Emotionalität, die jederzeit auch kämpferisch sein konnte. Das bekamen speziell die Männer im Auditorium zu spüren, wenn sie arrogante Bemerkungen machten. Lisa war ausgesprochen schlagfertig.

Kurz darauf habe ich bei ihr ein Praktikum auf der Palliativstation in Friedberg gemacht, wo sie zu dem Zeitpunkt Oberärztin war. Einige Zeit danach rief sie mich an und bat um ein Treffen. Sie erzählte mir, dass man ihr im Krankenhaus wegen eines kämpferischen Artikels gekündigt hatte. In diesem Artikel hat sie von einem Kind berichtet, das seit Jahren künstlich beatmet wurde. Die Eltern des Kindes kamen damals zu ihr und fragten um Rat. Unter ihrer palliativen Beratung fassten sie schließlich den Mut, den mutmaßlichen Willen des Kindes umzusetzen und stellten die Geräte ab. Wegen dieses Artikels kündigte der Klinik-Geschäftsführer Lisa fristlos. Sie ist vor Gericht gegangen und hatte Erfolg; die Kündigung musste zurückgenommen werden.

Bei unserem Treffen ergab sich schnell die Idee, ein eigenes ambulantes Palliativteam zu gründen. Lisa hatte in verschiedenen Teams gearbeitet und sie hatte eine ganz klare Vorstellung davon, wie palliative Arbeit aussehen sollte. Auch da waren wir uns sehr einig. Vor allem wollten wir keine »onkologischen Übergriffe«. Deswegen war es uns wichtig, ein Team zu gründen, das klinikunabhängig ist und keiner »onkologischen Zensur« unterliegt.

Dazu muss man wissen, dass Krankenhäuser heute wirtschaftlich nur überleben können, wenn sie sowohl eine starke Chirurgie als auch eine starke Onkologie haben. Diese beiden Abteilungen tragen deutlich zu über 50 Prozent der Einnahmen bei. Die meisten Palliativteams sind in Krankenhäusern entstanden, die eine starke Onkologie haben. Und natürlich kann man eine onkologische Behandlung deutlich länger durchführen, wenn man ab einem gewissen Stadium sein Palliativteam einsetzt. Daraus ist dieses Unwort »palliative Chemotherapie« entstanden. Man gibt den Patienten die halbe Dosis oder weniger und lässt sie in dem Glauben: Man macht ja noch etwas! Das konnten Lisa und ich nie akzeptieren. Unser Anliegen war es daher ein Palliativteam zu gründen, das völlig unabhängig von einem solchen Denken arbeitet.

In den nächsten Monaten trafen wir uns immer wieder, um die nächsten Arbeitsschritte für die Gründung unseres Teams zu besprechen. Dabei lernte ich Lisa auch privat kennen und schätzte sehr den Austausch mit ihr. Wir vertrauten einander und so war für uns klar, dass wir fair miteinander umgehen würden, wenn einem von uns etwas passieren sollte. Der Gesellschaftsvertrag, den wir geschlossen haben, war auf diesem Vertrauen gegründet.

Nachdem wir recherchiert hatten, dass im Hoch-Taunus-Kreis noch kein ambulantes Palliativ-Team bestand, war Lisa fest davon überzeugt, dass man uns dort mit offenen Armen empfangen würde. Wir mussten allerdings feststellen, dass es doch erheblichen Widerstand gab, nachdem wir im Juli 2013 unser Palliativ-Team mit viel Herzblut und großem Engagement gegründet hatten.

Bei diesen Auseinandersetzungen fiel mir auf, wie verletzlich Lisa war. Sie setzte sich mit großem Engagement und großer Herzlichkeit ein. Wenn andere sie hart kritisierten oder unfair behandelten, hat sie das tief getroffen. Und natürlich forderte sie auch Kritik heraus. Sie ist nun mal eine besondere Person gewesen und löste bei vielen Menschen Angst aus. Ihrer Mischung aus Intelligenz, Rhetorik und Emotionalität war kaum jemand gewachsen. Und wenn sie von einer Sache überzeugt war, war es auch nicht leicht, sich ihr zu widersetzen. Aber natürlich schlug ihre Kritik gegenüber »palliativen Chemotherapien« hohe Wellen. Anfeindungen aus den Klinikteams wie aus dem kirchlichen Milieu ihr gegenüber ließen nicht lange auf sich warten. Ihr fehlte ein schützender Mantel und so konnte man einen Dolch in ihr tiefstes Inneres stoßen.

Ich konnte mit Lisa sehr offen über alles reden – auch über ihre Depressionen. Dass sie unter großen Gemütsschwankungen litt, ist mir früh aufgefallen. Ganz unerwartet war sie dann auf einmal sehr zurückgezogen und traurig. Einmal fragte ich sie: »Inwieweit kann deine Depression gefährlich für dich und damit auch für den Bestand des Palliativteams werden?«

»Robert, ich habe das unter Kontrolle«, so ihre Antwort. »Ich nehme meine Medikamente.«

Lisa war unglaublich einfühlsam mit ihren Patienten. Sie lebte mit ihnen und setzte sich für sie ein. Nicht nur als Ärztin, sondern auch als spiritueller, religiöser Mensch. Dabei hatte ich nie den Eindruck, dass ihre Depressionen durch das Erleben schwerer Patientenschicksale bedingt waren. Im Gegenteil: Sie zog auch viel Kraft aus dem Umgang mit ihren Patienten.

Ursprünglich wollte ich mich vor allem um die geschäftliche Seite unserer Arbeit kümmern. Doch nach und nach habe ich angefangen, selbst Patienten zu betreuen. Da habe ich viel von ihr gelernt, wie auch umgekehrt sie von meinen unternehmerischen Erfahrungen.

Von Anfang an war klar, dass Lisa emotional nicht sehr belastbar ist. Sie verausgabte sich in ihrer Arbeit derartig, dass ihre Batterien plötzlich leer sein konnten. Ich erinnere mich an einen Teamtag, an dem wir abschließend noch diskutieren wollten, wie wir unsere Arbeit nach außen sichtbarer machen könnten. Da stand sie plötzlich auf und sagte, ihr würde es jetzt reichen. Wir hätten genug diskutiert, sie sei müde und fahre nach Hause.

Oder wir hatten ein lange geplantes Treffen mit der Leiterin eines Hospizes anberaumt, mit der wir immer wieder Probleme hatten. Diese Frau kam zehn Minuten zu spät. Nachdem wir dann eine Viertelstunde geredet hatten, stand Lisa unvermittelt auf und sagte: »Liebe Frau X, meine Zeit ist knapp und die Patienten erwarten mich. Wir haben zehn Minuten auf Sie gewartet, nun haben wir eine Viertelstunde gesprochen – ich habe jetzt keine Zeit mehr.« Und weg war sie. Ich versuchte dann, die Scherben zusammenzukehren.

Aber zugleich konnte sie auch auf die Bremse treten, wenn es mir zu viel wurde. Da gab es die Krankenschwester, die wir gerade angestellt hatten und die Lisa einen Tag nach Ablauf der Probezeit, mitgeteilt hat, sie sei – ganz wider Erwarten – schwanger geworden. Sie wusste, dass wir sie dringend brauchten und ich war stinksauer. Doch Lisa fand das ganz wunderbar und beglückwünschte sie. In der Situation war sie das Gegenteil von mir und beruhigte mich. So konnten wir uns immer gegenseitig auffangen, das war das Tolle an unserer Beziehung. Wir waren ein wirklich gutes Duo!

Da ich fünf Jahre älter bin als sie, hatten wir vereinbart, dass ich als erster in Rente gehen würde. Doch dann kam alles ganz anders. Nachdem Lisa am 19.12.2016 nicht zur Arbeit gekommen war, fanden wir sie tot in ihrer Wohnung. Sie hatte sich das Leben genommen. Es war ein furchtbarer Schock für mich und das ganze Team. Ein Schock, der bis heute Wellen schlägt und viele Fragen aufgeworfen hat: Warum hast du dich nicht mitgeteilt? Warum hast du mir nicht mehr vertraut? Wir hätten dir doch helfen können ...

Wochenlang führte ich innere Dialoge mit ihr: »Du hast mich überredet in dieses Projekt einzusteigen und jetzt lässt du uns alle in Stich. – Es gibt noch so viele Dinge, über die wir hätten reden können. Ich finde das einfach nicht fair!« Dennoch würde ich nicht von Verrat sprechen, dazu habe ich Lisa zu sehr geschätzt. Aber ich wollte verstehen, was passiert ist.

Deshalb baten wir den Palliativarzt Christian Schulz, uns beim Verstehen zu helfen. Er hat auch eine psychiatrische Ausbildung und war ein Kollege, den Lisa sehr geschätzt hat. Mithilfe von Christian Schulz musste ich dann als Arzt lernen, dass Depression eine tödliche Krankheit sein kann. »Robert«, sagte er mir, »die Depression kann dem Erkrankten die Kontrolle über sich selbst nehmen und dann beinahe zwangsläufig zum Suizid führen. Wenn du so willst, wird der Erkrankte ›gehackt‹. Dieses Hacking führt dazu, dass der Erkrankte seine ganze Intelligenz in den Dienst eines sorgfältig und heimlich geplanten Suizids stellt. Und natürlich wird er dann nicht um Hilfe bitten.«

Das hat mein Bild dieser Krankheit ganz grundsätzlich verändert. Es hat mich sehr erschüttert und erschüttert mich bis zum heutigen Tage, weil wir eine so menschliche und freundschaftliche Beziehung hatten. Und weil ich sehr gehadert habe; was hätte ich nur tun können?

Natürlich wissen wir als Mediziner, dass Depressionen zum Suizid führen können. Doch auch Lisa wusste um diese Gefahr, deswegen war sie in Behandlung und nahm ihre Medikamente; dennoch hat sie sie Anfang 2016 abgesetzt. Das geschah wohl aufgrund eines neuen Partners, der Psychologe war und mit dem sie in einem Gesprächskreis war. Leider erwies der sich als Luftnummer, er steckte noch in einer anderen Beziehung. Bis zum August dieses Jahres ging es ihr sehr gut und sie war voller Elan. Doch dann kehrte die Depression zurück und ich glaube, dass sie das umso härter traf, weil sie die Hoffnung gehabt hatte, sie hätte diese heimtückische Krankheit besiegt.

Auf Anraten ihrer Hausärztin hat sie die Medikamente im Herbst 2016 wieder eingenommen. Nur haben sie wohl nicht mehr gegriffen. Und wie ich hinterher gelernt habe, kann es durchaus sein, dass Medikamente, die lange geholfen haben, nach einer Auszeit nicht mehr die nötige Wirkung entfalten.

Dass Lisa, die immer so offen war, auf einmal so in sich gekehrt war und niemanden mehr an sich heran ließ, kann ich mir heute nur so erklären, dass die Depression tatsächlich immer mehr die Macht über sie ergriffen hatte. Dass sie dadurch auf eine Schiene geraten war, die nur noch in Richtung Suizid ging. Und dass sie dazu ein freies Wochenende brauchte, an dem sie keinen Dienst tun muss und vorher die entsprechenden Medikamente gelagert hatte. Das ist die eine Lektion, die ich gelernt habe: Dass die Depression wie eine feindliche Übernahme sein kann.

Die andere Lektion ist die Frage, wie viele schwere Krankheiten und Tode ein Palliativmediziner oder eine Palliativpflegekraft in der Summe ertragen kann, bevor er selber krank wird oder ein Burn-out bekommt. Zu dieser Frage hatten wir im letzten Jahr wieder Christian Schulz in unser Team eingeladen. Sein Fazit war, dass die Anzahl der Jahre, die wir diese Tätigkeit ausüben können, begrenzt ist.

Für mich stellte sich die Frage, ob es nicht auch für Lisa zu viel geworden war. Sie gehörte zu den Medizinern der ersten Stunde der hessischen Palliativbewegung. Sie hat diese ja 2010 mit gegründet, und ihr Rucksack an schweren Lebenserfahrungen war randvoll gepackt. Zumal sie so intensiv mit ihren Patienten mit lebte. Hinzu kam noch dieser hässliche Scheidungskrieg. Insofern kann ich nicht ausschließen, dass ihre Fähigkeit, all das Schwere wegzupuffern, zunehmend erschöpft war.

Ich habe daraus gelernt, dass wir in unserem Team ein Monitoring brauchen, um schon im Frühstadium festzustellen, wenn Erschöpfungszeichen sichtbar werden. Die muss man sehr ernst nehmen!

Wenn Lisa Hilfe gesucht hätte, hätten wir gesagt: »Du gehst jetzt in eine Klinik, wo du vor der möglichen Entwicklung dieser Krankheit geschützt bist.« Ich hätte dann überhaupt keine Angst gehabt, dass sie – nach ihrer Stabilisierung – wieder als Ärztin hätte tätig sein können. Gerade im palliativen Umfeld sind Menschen, die selbst schwere Erkrankungen durchgemacht haben, sehr willkommen, weil sie Demut gelernt haben. Der Kranke, der dir gegenüber sitzt, spürt, dass du erstens nicht mehr so jung bist und zweitens schon Schicksalsschläge erlitten hast. Dadurch entwickelt sich Empathie, und die war eine von Lisas großen Stärken.

Natürlich kann es auch sein, dass die behandelnden Ärzte Lisa dann abgeraten hätten, wieder als Palliativärztin tätig zu werden. Doch auch dann hätten wir eine gute Lösung gefunden. Für eine Frau mit ihren Fähigkeiten hätte es immer ein reiches Aufgabenfeld gegeben. Ich bin sehr traurig, dass sie das im Dezember 2016 nicht mehr sehen konnte.

Charlie: »Eines Tages werden wir alle sterben.« Snoopy: »Ja, aber an allen anderen Tagen nicht.«

Der Pneumologe und Kardiologe Dr. Heinz-Wilhelm »Heiwi« Esser

- war vier Jahre als Gitarrist mit der Band Substyle (Alternativ-Rock) auf Tour,
- war früher Leistungsschwimmer und läuft jetzt zweimal pro Woche lange Distanzläufe (20–25 km): »Nach einem solchen Lauf bin ich resseted!«,
- ist ein großer Fan von Gelassenheit, gleichzeitig sehr diszipliniert und hat ein gutes Zeitmanagement.

Die Einsicht, dass man auch mit einer schweren Krankheit sein Leben bis zum Schluss auskosten kann, habe ich meinem Freund Toby zu verdanken.

Mitte der 1990er-Jahre lernten wir uns im Medizinstudium kennen. Beide waren wir durch eine Chemieprüfung gefallen und trafen wir uns im Wiederholungskurs. Uns als Seelenverwandte zu erkennen, war nicht schwer: Er, 190 cm groß, mit langer Matte, einer viel zu großen punkigen Karo-Hose und Clogs so groß wie Boote (Schuhgröße 48). Ich mit Dreadlocks bis zum Hintern, jede Menge Tattoos und grüner Lederjacke. Klar, dass wir uns kennenlernen mussten und bald Freunde wie Pech und Schwefel wurden. Schließlich hatten wir auch den gleichen Traum: Wir wollten Rockstars werden!

Mein Medizinstudium diente eigentlich nur als Alibi, um meine Eltern zu beruhigen, damit ich ungestört meine Karriere als Rockstar vorbereiten konnte. Zwar konnte ich damals kaum eine Gitarre richtig halten, aber der Wille zu etwas Großem war da. Dagegen war Toby schon ein versierter Geiger mit klassischer Ausbildung, der nun mittels Verzerrer und anderen Effektgeräten seine Geige auf Punk trimmte. Es dauerte eine Weile, bis wir die richtigen Leute zusammen hatten, dann war Substyle geboren. Und unsere Band wurde besser und besser. Nach einem ersten Vertrag bei einem Independent Label bekamen wir 2000 dann sogar einen Deal mit Universal. Deren Boss Tim Renner sagte damals zu mir: »Heiwi, du wirst nie wieder arbeiten müssen, du wirst Rockstar!«

Das habe ich gerne geglaubt und dennoch war ich froh, dass ich mein Studium damals schon abgeschlossen hatte. Man kann ja nie wissen. Toby war dann doch mehr Rock 'n' Roll, denn er hatte sein Studium vorher geschmissen.

Mit meinen Examen in der Tasche gingen wir für fast vier Jahre auf Tour. Wir waren mit Bands wie Motorhead oder Slayer unterwegs und eine Zeitlang sah es tatsächlich so aus, als würde unser Traum in Erfüllung gehen. Und wenn es mal finanziell nicht so lief, arbeiteten Toby und ich als Schlaflaboranten in einem Kölner Schlaflabor.

2002 waren wir mit unserer Band mal wieder in Berlin, um eine neue Single aufzunehmen. Da kam Toby zu mir und sagte: »Fühl mal diesen Knubbel unter meinem Arm! Kriege ich da jetzt auch schon Abszesse?« Er hatte schon seit Jahren mit Abszessen zu tun und zunächst dachte er, es sei halt das Übliche, nur diesmal eben nicht am Hintern. Ich habe einen harten Knoten getastet und gleich gesagt: »Das müssen wir checken lassen.«

Die böse Nachricht: Es war ein Sarkom, das eigentlich nur junge Kinder bekommen, nicht aber ein Erwachsener mit Anfang 30. Sofort ging das ganze Theater los: Toby wurde an die Kinderklinik in Münster angebunden und bekam eine schwere Chemotherapie.

Wir als Band haben ihn ermuntert: »Wir warten auf dich! Wir machen so lange Pause, bis du wieder an Bord bist!«

Toby hat die harte Therapie mit seinem lebensfrohen Optimismus ziemlich gut bewältigt. Doch nach neun Monaten stellte man fest, dass der Tumor während der Therapie größer geworden war. Es gab nur noch eine Lösung: Der rechte Arm musste zusammen mit einem Teil des Schulterblatts amputiert werden. Eine absolute Katastrophe für ihn als Musiker! Mit Geige spielen war es jetzt vorbei. Ich habe ihm dann beigebracht, mit der linken Hand das Keyboard zu spielen. Und tatsächlich: Toby kämpfte sich zurück ins Leben und ging wieder mit uns auf Tour.

Genau zu dieser Zeit bemerkte ich, dass ich immer weniger Lust auf das Musikgeschäft hatte. In der durch die Krankheit bedingten Bandpause hatte ich mein eigenes Tonstudio aufgebaut und viele Künstler produziert. Doch 2006 begann die große Welle der Steamingdienste, die viele Plattenfirmen in den Abgrund riss. Man bekam immer schlechtere Jobs und davon hatte ich die Nase voll. Der Anruf von Prof. Thoma kam mir deshalb gerade recht. Ich kannte ihn noch von meiner Arbeit im Schlaflabor.

»Willst du nicht mal aufhören, Berufsjugendlicher zu sein? Ich biete dir eine Stelle als Assistenzarzt in meiner Abteilung. Du kannst gleich nächste Woche anfangen.«

Okay, das schaue ich mir mal an, und wenn es mir nicht gefällt, kann ich ja immer noch zurück ins Musikgeschäft. Ehrlich gesagt, glaubte ich, spätestens in einem halben Jahr sei ich wieder Musiker.

Die Personalleitung der Klinik war alles andere als erfreut, als ich mich dort vorstellte mit all meinen Tattoos und dann auch noch sagte, dass ich statt dem üblichen Arztkittel einen Kasack wie die Pfleger tragen würde. Aber es herrschte Ärztemangel und das Wort von Prof. Thoma hatte Gewicht. So konnte ich meine Ausbildung zum Lungenfacharzt beginnen.

Zu meiner Überraschung realisierte ich bald, dass ich ganz Feuer und Flamme für meine Arbeit als Arzt war. Dieser Beruf gibt so viel zurück und du kannst anderen Menschen so viel geben. Das gab meinem Leben eine Sinnhaftigkeit, die ich bis dahin noch nicht kannte. Klar, als Musiker kriegten wir bei unseren Auftritten viel von unseren Fans zurück, aber ansonsten ist das Musikgeschäft sehr oberflächlich. Es existiert nur Hop oder Top. Wenn die Verkäufe nicht mehr stimmen, dann kennen die Plattenbosse auch deinen Namen nicht mehr. Und nach unseren Anfangserfolgen war ich 2005 pleite und verschuldet. So viel zum Thema Rockstar.

In der Klinik bin ich richtig durchgestartet und wurde von Prof. Thoma sehr gefördert. Manche Kollegen, die wie die Personalleitung der Ansicht waren, ein Arzt hätte anders auszusehen, beäugten mich äußerst kritisch. Doch da habe ich mich durchgekämpft.

Irgendwann kam auch die Lust auf die Musik zurück. Wir haben parallel zu meinem Arzt-Sein noch ein weiteres Album aufgenommen, bei dem Toby Keyboard spielte.

Ich habe Toby damals unglaublich bewundert, wie souverän und lässig er mit seiner Amputation umging. Er hat sich davon nicht ansatzweise klein kriegen lassen. Im Gegenteil: Nachdem der Arm schon amputiert war, hat er die Frau seines Lebens kennen gelernt. Es war eine Internetbekanntschaft. Er zeigte mir ihr Foto, und sie sah toll aus. Das erste Treffen stand bevor.

»Hast du Ihr von deinem amputierten Arm erzählt?«

»Klaro! Das ist überhaupt kein Thema für sie.«

Ich war dabei, wie er ihr bei einem Konzert seiner Lieblingsband Biffy Clyro seinen Heiratsantrag machte. 2009 haben wir ihre Hochzeit gefeiert. Ein ganz tolles Fest, auch wenn Toby nicht mehr die Nächte durchmachen konnte, wurde bis in den späten Abend gefeiert. Voller Lebensfreude.

Toby galt damals als geheilt. Die vierteljährlichen Kontrollen waren eigentlich nur noch Routine. Und eines Tages sagte er mir: »Ich schreibe mich wieder für Medizin ein und mache mein Studium zu Ende.«

Doch 2010, kurz bevor er fünf Jahre ohne Rezidiv überstanden hatte, wurden bei ihm Metastasen in der Lunge festgestellt.

Entweder war sein Sarkom zu spät entfernt worden oder man hatte nicht im Gesunden reseziert. Das weiß keiner, aber klar war: Toby war wieder schwer krank. Natürlich war auch er, der lebenshungrige Kämpfer, erstmal richtig down und heulte sich bei mir aus.

»Mein Medizinstudium kann ich jetzt wohl vergessen.«

Wir machten erstmal ein Bier auf und ließen die Tränen fließen.

»Aber weißt du was, Heiwi, aufgeben tue ich noch lange nicht!«

»Auf keinen Fall, schließlich brauchen wir dich!«

»Okay, mit dem Studium wird es wohl nichts mehr, aber ich könnte ja noch wenigstens meinen Heilpraktiker machen.«

»Gute Idee!«

»Und diese Scheißmetastase in der Lunge, die lasse ich mir einfach wegschneiden!«

Normalerweise hätte man eine solche Operation nie gemacht: Wer bereits Metastasen hat und schon Tochtergeschwülste bekommt, den operiert man nicht mehr. Schließlich weiß man ja gar nicht, wo man anfangen soll. In manchen Fällen kann man noch eine Chemotherapie oder Bestrahlungen versuchen, aber eigentlich ist das die Endphase. Man fängt an, seinen Abschied von der Welt vorzubereiten. Doch damit konntest du Toby nicht kommen. Trotz allem stand er noch voll im Saft und sagte: »Vergesst es! Ich finde einen, der mich operiert.«

Weil er diesen unglaublichen Lebenshunger hatte, haben wir tatsächlich einen Operateur gefunden, der ihm die Metastasen aus der Lunge herausgenommen hat.

Und danach kämpfte sich Toby wieder ins Leben zurück. Den Plan, Heilpraktiker zu werden, hatte er allerdings fallen gelassen. »Da sind so viele Rechtschreibfehler in den Skripten – da kommen mir doch Zweifel an der Qualität dieser Ausbildung«, monierte er.

»Toby, du brauchst doch auch nicht zu arbeiten. Du hast genug hinter dir, gönne dir jetzt einfach eine Auszeit«, schlug ich vor.

»Klar, ich bin dankbar, dass meine Eltern mich finanziell aufgefangen haben. Aber ich möchte etwas Nützliches tun und ich habe auch schon eine Idee ...«

So hat Toby 2011 sein Computerprojekt für Senioren aus der Taufe gehoben. Er unterrichtete ältere Herrschaften per Teamviewer im Gebrauch ihrer Computer. Da saß er zu Hause, konnte sich kaum bewegen und erklärte seiner Kundschaft mit Engelsgeduld, wie sie ihre Rechner bedienen müssen. Eine Geschäftsidee, die sofort lief.

Aber nicht nur für seine Senioren war Toby ein freundlicher und geduldiger Ansprechpartner, er war es auch für seine Freunde. Obwohl ja er der schwerkranke Patient war, fragte er immer zuerst: »Wie geht's dir? Erzähl mal!«

Und ich habe ihm alles erzählt. Vom Stress in der Klinik bis zu den Sorgen um meine Kinder, die damals noch klein waren.

»Toby, ich glaube ich bin ein total schlechter Arzt. Ich scheine gar nichts zu können«, sagte ich einmal zu ihm, als wir wieder abends bei unserem Bier saßen.

Er hörte sich mein Lamento an. Dann guckte er mich mit seinen durchdringenden, liebevollen Augen an und formulierte seine glasklare Replik: »Erstens, Heiwi, höre nicht auf das Geschwätz von anderen. Zweitens, habe ich selber erfahren, dass du ein guter Arzt bist! Drittens ...«

So ging es Punkt für Punkt, und danach fühlte ich mich deutlich besser. Über alles konnte ich mit ihm reden; ich hatte grenzenloses Vertrauen zu ihm. Und so war es auch für seine große Liebe, die bis zum Schluss an seiner Seite blieb.

Auch sie sagte mir später, dass Toby sie immer wieder gestützt und aufgebaut habe. Er war eben nie nur auf sich und seine Krankheit fixiert. Das hat mich sehr beeindruckt und es hat mir gezeigt, dass man bis zum Schluss eine wichtige Anlaufstelle für andere Menschen sein kann.

Wir hatten damals ein enges Ärzteteam um Toby gebildet. Dabei war auch Prof. Thomas Elter, mit dem Toby während seines Studiums in einer WG gelebt hatte. Elter und ich waren oft bei ihm und versuchten zu helfen, vor allem, was Tobys Tumorschmerzen betraf. Mittlerweile hatte er überall im Körper Metastasen und musste viele Schmerzmittel nehmen. Er bekam auch Taubheitsausfälle im linken Arm und in den Beinen. Und schließlich hatte er einen Tumor – groß wie ein Tennisball – hinten an der Halswirbelsäule. Jeder andere hätte sich spätestens jetzt ein Hospiz gesucht. Doch mit vereinten Kräften haben wir Chirurgen, Neurologen und Orthopäden gefunden, die gesagt haben: Der Mann hat so einen Lebenswillen, den operieren wir jetzt noch!

Dieser Tumor wurde ihm in einer 12-Stunden-OP entfernt und sein Halswirbel mit Metall stabilisiert. Seine

Kräfte ließen immer mehr nach, gleichzeitig war sein Lebenswillen ungebrochen. Trotz der Schmerzen.

»Toby, wenn du jetzt die Möglichkeit hättest, dein Leben nochmal neu zu starten – würdest du irgendetwas anders machen?«, fragte ich ihn damals.

»Nein, ich bin maximal zufrieden. Es ist ein tolles Leben, ich möchte es mit keinem anderen tauschen. Und ich habe nach der Krankheit, vielleicht sogar wegen der Krankheit, meine Traumfrau kennengelernt. Alles ist gut so, wie es ist!«

2015 bekam Toby einen Darmverschluss und wurde in die Klinik eingeliefert. Dort wurde ihm eine Magensonde gelegt; anschließend wurde er ins Mildred-Scheel-Haus verlegt.

Von dort kam seine SMS: »Heiwi, ich fühle mich so gut wie lange nicht mehr!«

»Toll, ich freue mich! Morgen komme ich dich besuchen«, schrieb ich zurück. Danach haben wir telefoniert.

»Ich bin gerade dabei, Angebote zu checken. Ich will mir jetzt eine Klappe in meine Duschbadewanne einfräßen lassen, weil ich sonst nicht mehr in meine Dusche komme«, sagte er, wie immer voller Tatendrang.

Der Gedanke: Ich werde jetzt sterben, ist ihm, glaube ich nie gekommen. Dabei war er kein Verdrängungskünstler, er hat sich ja intensiv mit seiner Krankheit auseinandergesetzt. Doch er hat immer gesagt: »Solange ich so lebenshungrig bin, werde ich schon irgendwie durchkommen!«

Und tatsächlich kann man sicher sehr viel mit seinem Geist steuern. Schließlich war Toby bis zum Schluss auch erstaunlich stabil. Das ist im Übrigen etwas, was ich immer wieder bei jungen Patienten im Endstadium bemerkt habe.

Doch am nächsten Tag der Anruf von seinem Vater: »Vielleicht kommst du vorbei, Toby liegt im Sterben.«

Tatsächlich ist Toby in der folgenden Nacht friedlich verstorben. Sein Gefühl mir-geht-es-so-gut war wohl ein letztes Aufbäumen seines unglaublichen Lebenswillen.

Es gibt dieses wunderbare Charlie Brown-Cartoon: Snoopy und Charlie sitzen an einem See und Charlie sagt: »Eines Tages werden wir alle sterben.« Worauf Snoopy erwidert: »Ja, aber an allen anderen Tagen nicht.«

Genauso war Toby! Für mich bleibt er ein ermutigendes Beispiel, dass man sein Leben bis zum Schluss in Würde leben kann.

Anhang

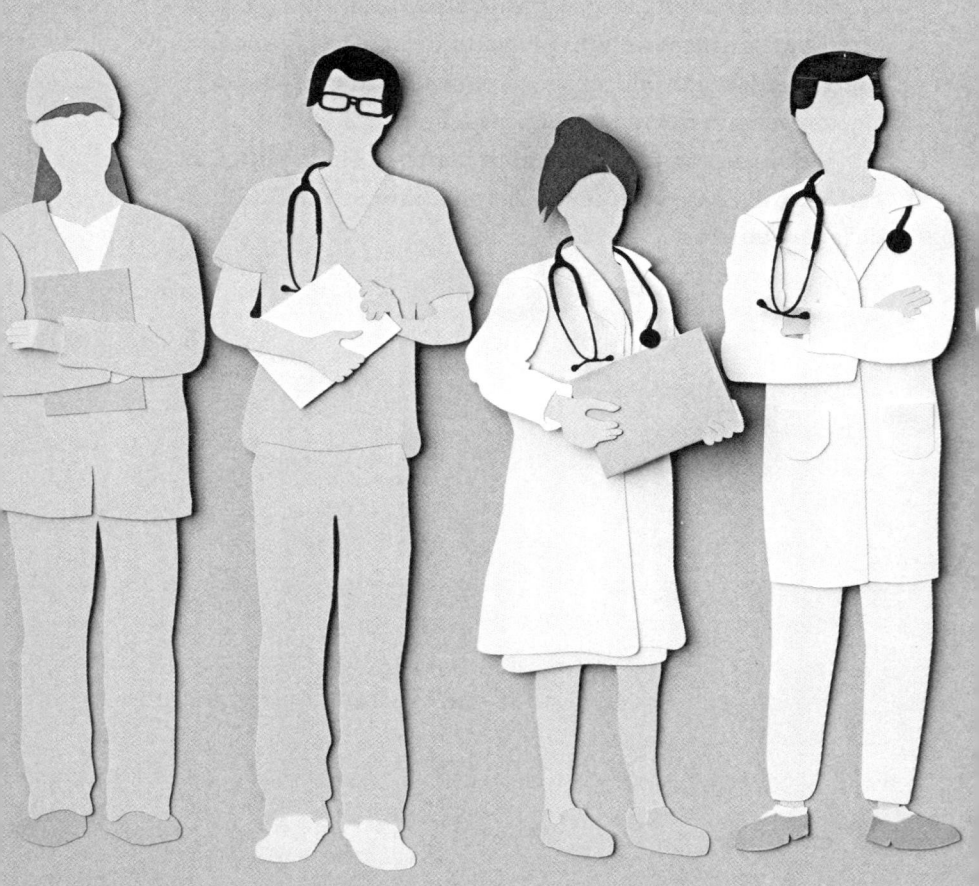

Glossar

ADHS = Aufmerksamkeitsdefizit-/Hyperaktivitätsstörung |
ADHS gehört zur Gruppe der Verhaltens- und emotionalen Störungen mit Beginn in der Kindheit und
Jugend. Sie äußert sich durch Probleme mit Aufmerksamkeit, Impulsivität und Selbstregulation. Manchmal
kommt zusätzlich starke körperliche Unruhe (Hyper-
aktivität) hinzu.

allogene Transplantation | Die Übertragung von lebenden
Zellen, Geweben oder Organen zwischen genetisch nahezu identischen Individuen derselben Spezies (Beispiel: Nierentransplantation). Es ist die in der Human-
medizin und Forschung am häufigsten angewandte
Transplantationsform.

Anamnese | Vorgeschichte einer Krankheit bzw. die pro-
fessionelle Erfragung von potenziell medizinisch rele-
vanten Informationen durch Fachpersonal.

Aneurysma | Eine ballonartige Aussackung der Wand von
Blutgefäßen, meist Arterien. Aneurysmen entstehen
an Schwachstellen in der Gefäßwand und können an-
geboren sein oder erst im Laufe des Lebens entstehen.
Meist spürt man sie nicht. Gefährlich wird es, wenn
das Aneurysma reißt. Dann können lebensbedrohli-
che Blutungen auftreten.

Antikörper-Therapie | Antikörper sind ein wesentlicher Teil
der Immunabwehr. Sie erkennen gezielt bestimmte
Merkmale auf Krankheitserregern, Zellen und Fremd-
stoffen. Diese Eigenschaft nutzen Mediziner in der

Krebsdiagnostik und -therapie: Denn Antikörper erkennen auch typische Merkmale auf Tumorzellen.

Aorta | Hauptschlagader, zentrale Arterie des tierischen bzw. menschlichen Organismus, die vom Herzen abgehend das Blut in die Körperperipherie transportiert.

Arthofibrose | Umformung bestimmter Anteile eines Gelenks in Bindegewebsstrukturen

austherapiert | auf keine mögliche Therapie (mehr) reagierend; therapieresistent

Chemotherapie | Unter einer Chemotherapie versteht man eine Krebsbehandlung mit bestimmten Medikamenten. Diese Medikamente hemmen das Wachstum, die Teilung und damit auch die Vermehrung der Krebszellen.

CT = Computertomographie | Bei dieser Untersuchungsmethode wird der Patient liegend in die Röntgenröhre des Computertomographen gefahren.

Defektheilung | Besserung des Gesundheitszustandes nach zumeist schwerer Krankheit, die jedoch nicht zu einer vollständigen Wiederherstellung der Gesundheit führt.

Dekubitus | Das Wundliegen als Folge langen Liegens bei bettlägerigen Kranken

Diabetes mellitus | Diabetes mellitus ist der Sammelbegriff für vielfältige Störungen des menschlichen Stoffwechsels, deren Hauptmerkmal die chronische Hyperglykämie (Überzuckerung) ist. Daher spricht man auch von der »Zuckerkrankheit«. Das Insulin, ein lebensnotwendiges Stoffwechselhormon, das den Kohlenhydrat-, Fett- und Eiweißstoffwechsel steuert, spielt bei der Entwicklung eines Diabetes eine zentrale Rolle.

EEG = Elektroenzephalografie | Beim EEG werden Elektroden an bestimmten Stellen des Kopfes angebracht und über Kabel mit einem EEG-Gerät verbunden. Die Elektroden messen die Aktivität des Gehirns, die dann als Kurve auf einem Monitor dargestellt wird.

EKG = Elektrokardiogramm | Die Aufzeichnung der Summe der elektrischen Aktivitäten aller Herzmuskelfasern mittels eines Elektrokardiografen (EKG-Gerät)

Exoskelett | Äußere, mechanische, den Körper stützende Strukturen, die relativ leicht entfernbar sind.

Fibroblasten | Zellen, die Hauptbestandteil des Bindegewebes sind.

Fibrose | Krankhafte Vermehrung von Bindegewebe in Organen

fokaler neurologischer Ausfall | Ausfall des zentralen Nervensystems. Neurologisch klar begrenzt, meist auf eine Funktion oder ein Körperteil

Gehirninfarkt | s. Schlaganfall

Gemcitabine | Chemotherapiesubstanz, den Antimetaboliten zugehörig

Hirnstamminfarkt | Ein Schlaganfall im Bereich des Hirnstamms, der durch Verschluss einer versorgenden Arterie bedingt ist.

Immunglobuline | Antikörper

Immunsuppressiva | Substanzen, welche die Funktionen des Immunsystems vermindern. Derartige Medikamente werden z. B. zur Prophylaxe von Abstoßungsreaktionen nach einer Gewebs- oder Organtransplantation angewendet oder bei Autoimmunerkrankungen, wie entzündliche rheumatische Erkrankungen oder chronische Darmerkrankungen.

Intensivmedizin | Medizinisches Fachgebiet, das sich mit Diagnostik und Therapie akut lebensbedrohlicher Zustände und Krankheiten befasst.

Intubation | Das Einführen eines Schlauches in die Luft-röhre, über den ein Patient künstlich beatmet wird. Sie ist immer dann nötig, wenn der Patient nicht selbst-ständig atmen kann, zum Beispiel bei operativen Ein-griffen oder bei einer Wiederbelebung.

Knie-TEP | TEP steht für Totalendoprothese, d.h. ein künst-liches Kniegelenk.

kognitive Störung | Störung der Aufmerksamkeit und des Bewusstseins, des Gedächtnisses, des komplexen räum-lichen Sehens, der Sprache oder von Exekutivfunkti-onen wie Problemlösen, Planen und Verhaltenssteu-erung

Konisation | Eine zumeist ambulant durchführbare ring-förmige Gewebeentnahme am Muttermund einer er-wachsenen Frau.

Liposarkom | Das Liposarkom ist ein seltener bösartiger Tumor des Weichteilgewebes (Sarkom), der feingeweb-liche Merkmale von Fettzellen oder Fettzellvorstufen aufweist.

Liquorpunktion | Entnahme von Nervenflüssigkeit aus dem Liquorraum, meist durch die Wirbelsäule, für Untersu-chungszwecke

Lymphdrainage | Die manuelle Lymphdrainage ist eine Form der physikalischen Therapien und Bestandteil der Kom-plexen Physikalischen Entstauungstherapie zur Be-handlung von Lymphödemen.

MBSR = Mindfullness-based stress reduction | Die Achtsam-keitsbasierte Stressreduktion ist ein Programm zur Stressbewältigung durch gezielte Lenkung von Auf-merksamkeit und durch Entwicklung, Einübung und Stabilisierung erweiterter Achtsamkeit.

Metastase | Als Metastase wird eine Absiedlung einer bösartigen Geschwulst in einem vom Ursprungsherd der Krankheit entfernten Körperteil bezeichnet. Meistens erfolgt eine solche Verschleppung über das Blut oder die Lymphe.

Mittelmeeranämie | Erkrankungen der roten Blutkörperchen, bei denen durch einen Gendefekt das Hämoglobin (Blutfarbstoff) nicht ausreichend gebildet bzw. gesteigert abgebaut wird. (auch: Thalassämien)

MRT = Magnetresonanztomographie | Ein bildgebendes auf wechselnden Magnetfeldern beruhendes Verfahren, das vor allem in der medizinischen Diagnostik zur Darstellung von Struktur und Funktion der Gewebe und Organe im Körper eingesetzt wird.

Neurologie | Wissenschaft und Lehre vom Nervensystem, seinen Erkrankungen und deren medizinischer Behandlung.

Normaldruckhydrozephalus | Erweiterung der Hirnhohlräume ohne Druckerhöhung im Gehirn

Onkologie | Teilgebiet der Medizin, das sich mit den Tumoren (und besonders den bösartigen Tumorerkrankungen) befasst.

Orthopädie | Teilgebiet der Medizin, das sich mit Fehlbildungen und Erkrankungen des Stütz- und Bewegungsapparates befasst.

Osteopathie | Eine eigenständige, ganzheitliche Form der Medizin, in der Diagnostik und Behandlung mit den Händen erfolgen. Osteopathie geht dabei den Ursachen von Beschwerden auf den Grund und behandelt den Menschen in seiner Gesamtheit.

Palliativmedizin | Unheilbar kranke Menschen psychosozial zu unterstützen und ihre körperlichen Beschwerden zu lindern, sind die Aufgaben der Palliativmedizin.

Peritonealkarzinose | Bezeichnet einen flächigen Befall des Bauchfells (Peritoneums) mit bösartigen Tumorzellen.

Posttraumatisches Belastungssyndrom | Eine Posttraumatische Belastungsstörung kann unmittelbar nach dem Trauma oder erst Wochen, Monate oder Jahre später Symptome verursachen. Häufige Beschwerden sind wiederkehrende, belastende, sich aufdrängende Erinnerungen an das traumatische Ereignis, oft auch in Form von Alpträumen.

Psychosen | Grundbegriff aus der Psychiatrie. Früher stand er für alle Arten von psychischen Erkrankungen. Heute bezeichnet der Begriff einen unscharf definierten Symptomkomplex (Syndrom), der durch Halluzinationen, Wahn, Realitätsverlust oder Ich-Störungen gekennzeichnet ist.

PZN-Nr. = Pharmazentralnummer | Die Pharmazentralnummer ist ein in Deutschland bundeseinheitlicher Identifikationsschlüssel für Arzneimittel, Medizinprodukte und sonstige apothekenübliche Produkte.

Remission | Rückgang, vorübergehendes Nachlassen von Krankheitssymptomen

Resilienz | Psychische Widerstandskraft. Die Fähigkeit, schwierige Lebenssituationen ohne anhaltende Beeinträchtigung zu überstehen.

retardierte Opioide | Langwirksame Schmerzmittel, die dem Betäubungsmittelgesetz unterliegen.

Rezidiv | Das Wiederauftreten einer Krankheit oder psychischen Störung. Typischerweise passiert dies nach einer Behandlung, die zeitweilig erfolgreich war, oder nach spontaner Remission.

Rheumatoide Arthritis | Die häufigste entzündliche Gelenkerkrankung. Die Krankheit kann in jedem Alter auftreten, beginnt aber meistens nach dem 50. Lebensjahr bei Frauen, bei Männern 10 Jahre später.

schizo-affektive Psychose | Seelische Erkrankung, bei der gleichzeitig oder abwechselnd Symptome einer Schizophrenie, einer Depression und/oder einer krankhaften Hochstimmung (Manie) auftreten.

Schlaganfall | Plötzliche Durchblutungsstörung im Gehirn (Hirnschlag), die bei größerer Ausdehnung sofortiger Behandlung bedarf.

Schwannon | Ein gutartiger und meist langsam wachsender Tumor des Nervensystems, der von den Schwann-Zellen ausgeht, deren Aufgabe das Umhüllen von Nervenfasern ist.

Sterbehilfe | Unter Sterbehilfe wird sowohl die Sterbebegleitung verstanden als auch das Sterbenlassen eines schwer kranken oder sterbenden Menschen aufgrund seines eigenen ausdrücklichen oder mutmaßlichen Verlangens. Bei der passiven Sterbehilfe wird auf Wunsch des Patienten eine bestimmte Behandlung unterlassen oder abgebrochen, insbesondere das Durchführen von lebensverlängernden Maßnahmen. Es findet also das Unterlassen einer Tätigkeit statt (passiv) und es wird keine direkte Durchführung einer Tötung (aktiv) ausgeführt.

Taubheitsausfälle | Taubheitsgefühl in einer Körperregion durch periphere Nervenschädigung

T-zellreiches B-Zell Non-Hodgkin-Lymphom | Eine Unterform der Krebserkrankungen des Lymphsystems

Thrombose | Gefäßerkrankung oder Störung des Kreislaufsystems, bei der sich ein Blutgerinnsel (Thrombus) in einem Blutgefäß bildet. Thrombosen können in allen Gefäßen auftreten.

Thrombozyten | Blutbestandteile

Tracheotomie = Luftröhrenschnitt | Ein chirurgischer Eingriff, bei dem durch die Halsweichteile ein Zugang zur Luftröhre (Tracheostoma) geschaffen wird.

Tumor | Unter einem Tumor versteht man eine gutartige oder bösartige Neubildung von Körpergewebe, die durch eine Fehlregulation des Zellwachstums entsteht.

Vaginalabstrich | Untersuchungsmethode, bei der mit einem dafür geeigneten Instrument Zellen der Vaginalschleimhaut und Vaginalsekret aus der Scheide entnommen werden. Die Untersuchung ermöglicht Aussagen über die Zyklusphase, Hormonaktivität, Entzündungen der Vagina sowie genetische Spuren im Rahmen der Forensik.

vegetatives Nervensystem | Das vegetative, auch unwillkürliche Nervensystem steuert viele lebenswichtige Körperfunktionen. Dazu gehören zum Beispiel die Atmung, die Verdauung und der Stoffwechsel.

Vitamin B12 | Das einzige wasserlösliche Vitamin, das der Körper über mehrere Jahre speichern kann, vor allem in der Leber. Vitamin B12 ist unter anderem für die Bildung roter Blutkörperchen wichtig.

Wachkoma | Das Wachkoma entsteht durch ein schweres Schädel-Hirn-Trauma, wobei das Großhirn oder Teile davon betroffen sind. Es kann zu einem funktionellen Ausfall der gesamten Großhirnfunktion kommen. Erhalten bleiben die Funktionen von Zwischenhirn, Hirnstamm und Rückenmark. Dadurch wirken die Betroffenen wach, haben aber aller Wahrscheinlichkeit nach kein Bewusstsein und nur sehr begrenzte Möglichkeiten der Kommunikation.

Zungenkarzinom | Bösartiger Tumor im Bereich der Zunge

Biografien

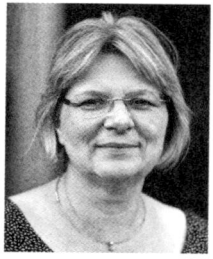

Dr. Stephanie Boßerhoff [52], Ärztin für Kinder- und Jugendmedizin, Neuropädiatrie und Epileptologie, ist Chefärztin am Marienhospital in Wesel und leitet das Sozialpädiatrische Zentrum Niederrhein.

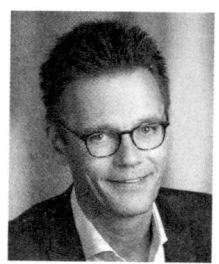

Dr. Alexander Cherdron [57] ist Facharzt für Allgemeinmedizin, Psychotherapeut und Psychoanalytiker mit eigener Praxis in Wiesbaden.

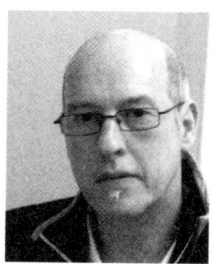

Dr. Arnd Denecke [59] ist Facharzt für Innere Medizin und seit 2002 Hausarzt mit eigener Praxis in Wesseling bei Köln.

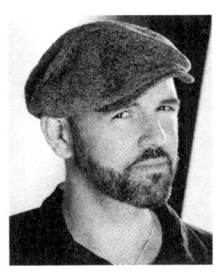

Dr. Heinz-Wilhelm »Heiwi« Esser [46] ist aus Funk und Fernsehen als Doc Esser bekannt. Er ist Facharzt für Innere Medizin, Pneumologie und Kardiologie und leitet als Oberarzt die Lungenabteilung am Sana-Klinikum in Remscheid.

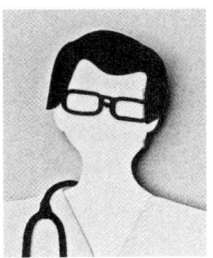

Dr. Joseph Fischer [60] ist seit 1990 Psychiater. Nach den ersten Jahren im Krankenhaus hat er seit 1998 seine eigene Praxis.

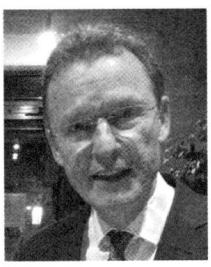

Dr. Robert Gaertner [66] war 20 Jahre beratend im Gesundheitsmanagement tätig. Seit 2013 arbeitet er als Palliativarzt und leitet die Palliativteam Hochtaunus GmbH.

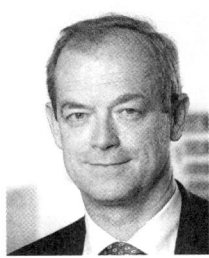

Prof. Dr. Michael Hallek [60] ist Leiter der Medizinischen Klinik I am Universitätsklinikum Köln und Direktor des Centrums für Integrierte Onkologie (CIO) sowie Vorsitzender der Deutschen CLL-Studiengruppe, die neue Behandlungen der chronisch lymphatischen Leukämie erforscht.

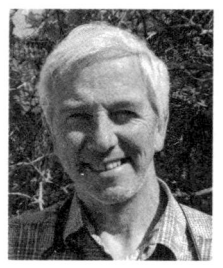

Eberhard Helm [67] ist seit 1985 Landarzt in Ostheim (Rhön). Er hat die Praxis von seinem Vater übernommen und führt wie dieser Buch über seine Hausbesuche. Mittlerweile sind darin fast 80 000 Besuche dokumentiert.

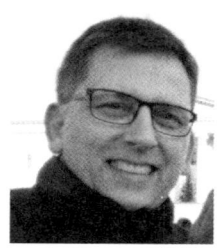

Matthias von Hofen [49] arbeitet als Hämato-Onkologe in einer Schwerpunktpraxis in Kiel.

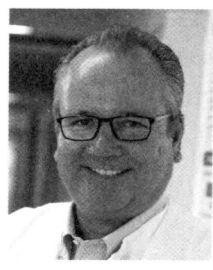

Prof. Dr. Christian Jackisch [60] ist Gynäkologe und Chefarzt der Frauenklinik am Sana Klinikum in Offenbach.

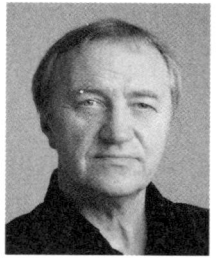

Dr. Valentin Z. Markser [67] betreibt seit 1988 in Köln eine Praxis für Psychiatrie, Psychotherapie, Psychoanalyse, Psychosomatik und Sportpsychiatrie. Seit August 2019 ist er Vorsitzender der neu gegründeten Deutschen Gesellschaft für Sportpsychiatrie und -psychotherapie. Er ist Co-Autor der Bücher »Seelische Gesundheit im Leistungssport« sowie »Sport und Bewegungstherapie bei seelischen Erkrankungen«.

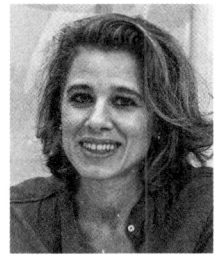

Dr. Valeria Milani [45] ist Onkologin und Hämatologin. Aufgewachsen ist sie in Italien mit italienischem Vater und Schweizer Mutter. Nach dem Studium kam sie nach Deutschland, wo sie an der Uniklinik in München ihren Facharzt machte. Seit sieben Jahren arbeitet sie in München als niedergelassene Onkologin.

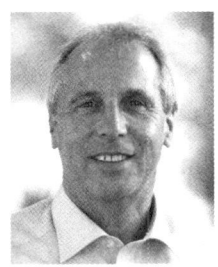

Prof. Dr. Friedemann Nauck [65] ist Direktor der Klinik für Palliativmedizin in Göttingen, Vorsitzender der Deutschen interdisziplinären Vereinigung – Behandlung im Voraus Planen (DiV-BVP) und war Präsident der Deutschen Gesellschaft für Palliativmedizin (DGP).

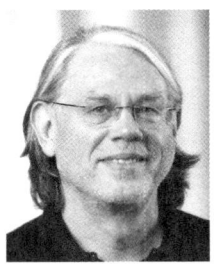

Dr. Manfred Nelting [70] ist Facharzt für Psychosomatik und Psychotherapie und für Allgemeinmedizin. Er hat die Gezeiten Haus Klinik in Bonn zusammen mit seiner Frau Elke Nelting gegründet. Nelting hat u.a. die Bücher »Burnout – Wenn die Maske zerbricht« und »Schutz vor Burn-out« verfasst.

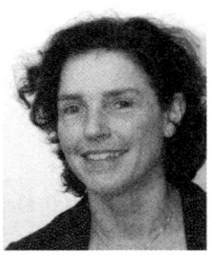

Dr. Andrea Petermann-Meyer [58] ist seit 1993 niedergelassene Ärztin. Seit 1998 arbeitet sie als Psychoonkologin in ihrer Praxis in Aachen. Außerdem leitet sie seit 2011 die Sektion Psychoonkologie an der Uniklinik RWTH Aachen sowie die Studie »Familien-Scout« über wirksame Interventionen für Familien mit krebskrankem Elternteil.

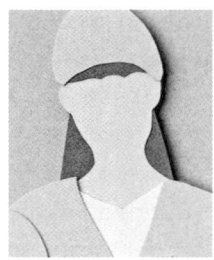

Johanna Ritter [60], Fachärztin für Frauenheilkunde und Geburtshilfe, ist seit 1994 mit eigener Praxis in Köln niedergelassen.

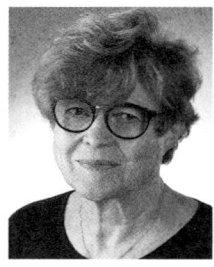

Astrid Schareina [60] arbeitet seit 1985 als Ärztin. Nach langjähriger Tätigkeit in einem großen medizinischen Betrieb, hat sie seit 2003 ihre eigene Hausarzt-Praxis als Fachärztin für Innere Medizin – Allergologie. Sie ist Co-Autorin des Buches »Nahrungsmittelallergien und -unverträglichkeiten«.

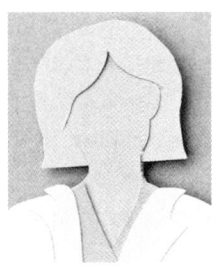

Dr. Dora Scheipers [58], Fachärztin für Allgemeinmedizin, betreut seit 12 Jahren chronisch lungenkranke Jugendliche und junge Erwachsene in einer großen Lungenklinik.

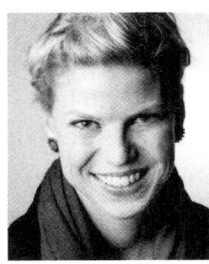

Dr. Ann Kristin Schmitz [32] macht gerade ihren Facharzt als Neurochirurgin an der Uniklinik Bonn.

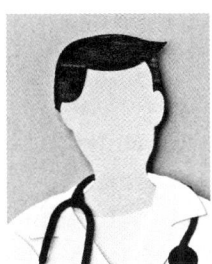

Dr. Leonhard Seidel [65] ist seit 1985 Hausarzt in einer süddeutschen Kleinstadt.

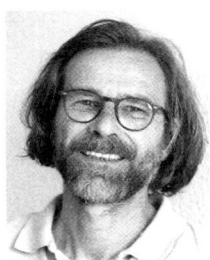

Dr. Jürgen Strenger [56] ist Facharzt für Innere Medizin und Rheumatologe, seit 2003 mit eigener Praxis im Rheumazentrum Bietigheim.

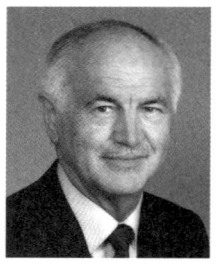

Dr. Philipp Traut [71] ist Facharzt für Orthopädie, Physikalische Therapie und Rehabilitation. Nach 25 Jahren als Ober- und Chefarzt in den Reha-Kliniken in Bad Oeynhausen hat er seit 2014 seine eigene Privatarztpraxis, ebenfalls in Bad Oeynhausen.

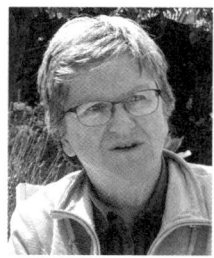

Dr. Annette Wagner [62] ist seit 1983 Ärztin für Allgemeinmedizin. Seit 1987 arbeitet sie als Sozialmedizinerin und hat seit einigen Jahren einen Lehrauftrag für Sozialmedizin an einer Universität in NRW.

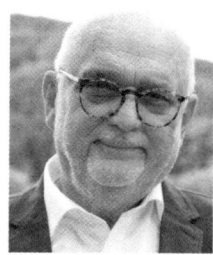

Dr. Wolf-Rüdiger Weisbach [78] war von 1972 bis 2010 Hausarzt in Windeck-Herchen und von 2003 bis 2010 Lehrbeauftragter für Allgemeinmedizin an der Universität Bonn. Sein aktuelles Buch heißt: »Vom Flüchtlingskind zum Dorfdoktor«.

Autorenbiografien

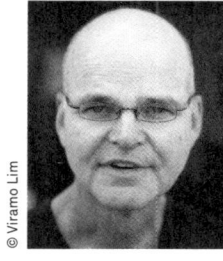

© Viramo Lim

Michael Lohmann [60] ist Jurist und Autor. 1998 veröffentlichte er im Haffmans-Verlag »Das Jahr, in dem ich nur spazieren ging« – das Buch, in dem er seine Erfahrungen als Krebspatient beschrieben hat. Sein Fazit: Was man braucht, ist ein Arzt, dem man vertrauen kann, gute Freunde, Musik und Meditation.

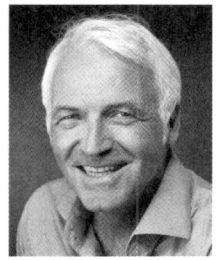

PD Dr. Jens Ulrich Rüffer [59] ist Arzt und Filmproduzent. Die Arzt-Patienten-Beziehung steht im Mittelpunkt seiner Arbeit. Sein Ziel ist, die Idee eines partnerschaftlichen Umgangs, der den Patient in seiner Eigenverantwortung stärkt, in ganz Deutschland zur Realität zu machen. Sein Fazit: Starke Ärzte stärken Patienten in einem starken Gesundheitswesen.

Dank

Ein herzliches Dankeschön an:

— Alle Ärztinnen und Ärzte, die uns ihre Geschichte erzählt haben.

— Anne Rüffer für die gute Zusammenarbeit und ihr untrügliches Sprach- und Stilgefühl.

— Sabine Reineke für ihre kreativen Anregungen zu unserem Projekt.

— Charlotte und Paulgerhard Lohmann, Judith Schulte-Loh, Jann Böddeling, Joachim Wieacker, Thomas Becker, Steffen Laube, Uwe Schwarzkamp und nicht zuletzt Rangeeni für ihre Unterstützung bei der Entstehung dieses Buches.

— Sylvia Deen für 40 Jahre holländisch-deutsche Freundschaft.

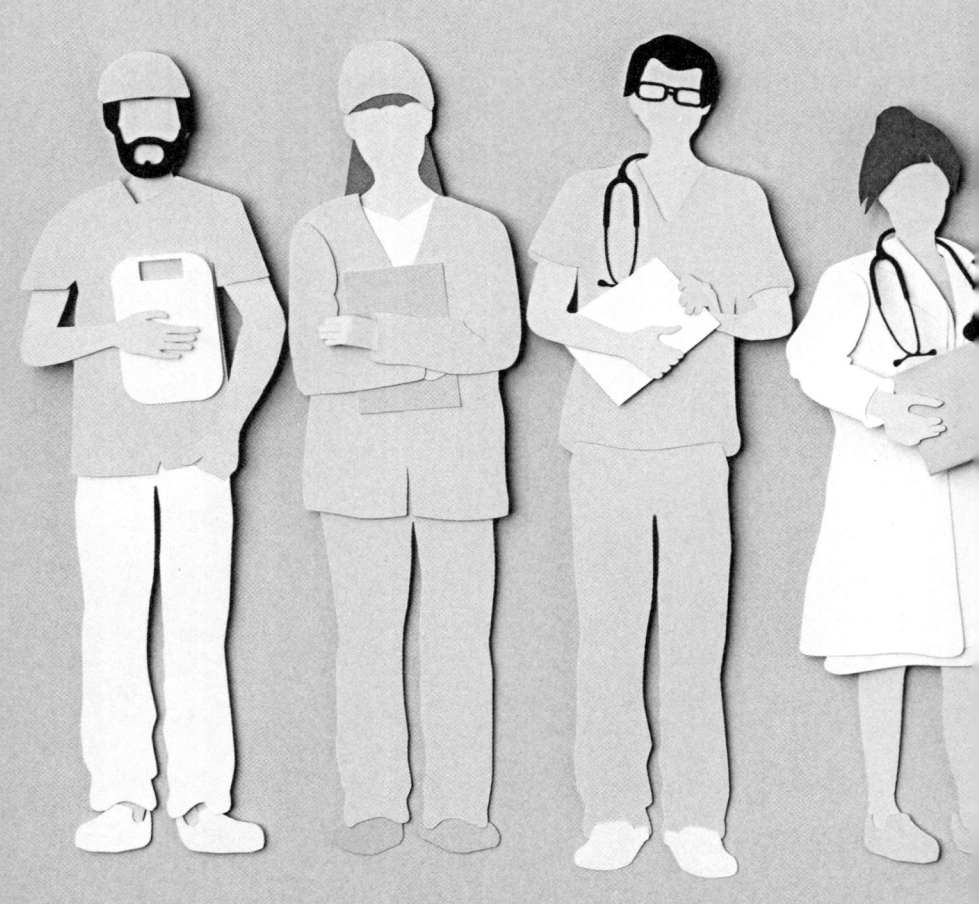

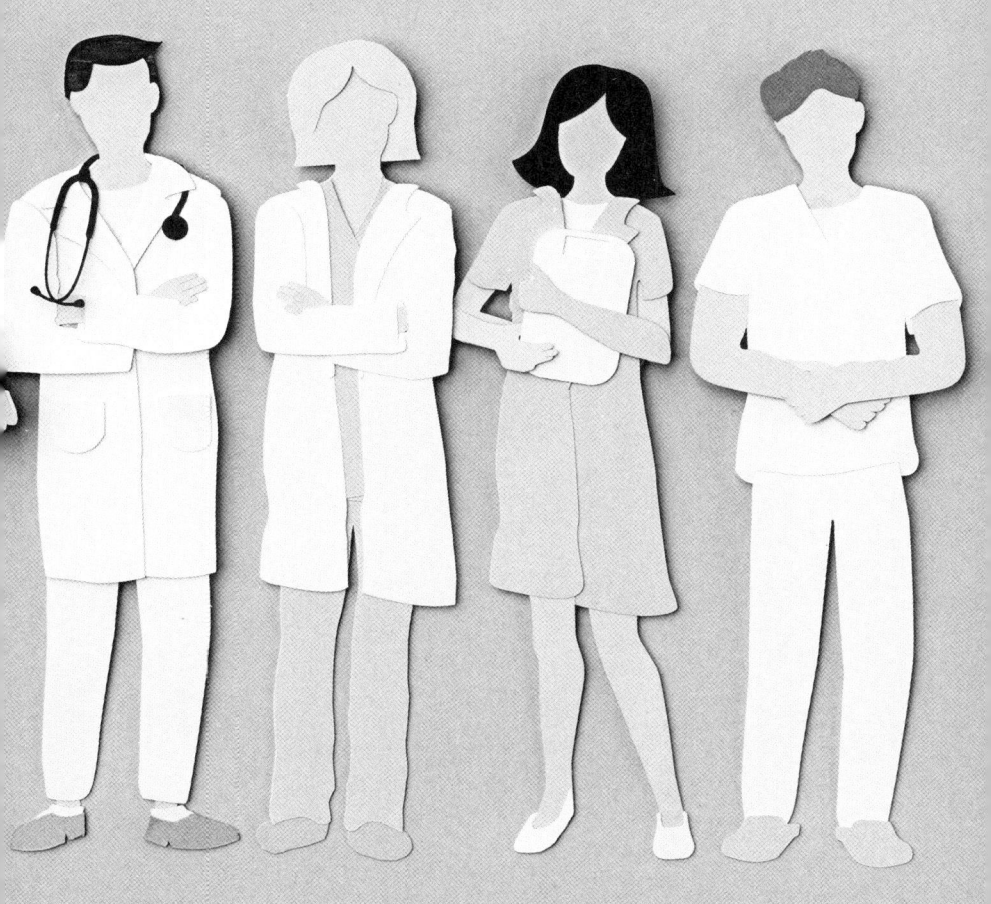

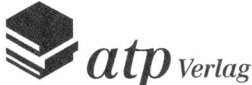

Gesundheit.
Gesellschaft.
Leben.

Der atp Verlag hat es sich zur Aufgabe
gemacht, Gesundheit ganzheitlich
zu betrachten und die Aspekte, die für
das Leben wichtig sind, in einen Ge-
samtzusammenhang zu setzen.

Gesundheit fordert stets auch den Blick
auf die Gesellschaft, da Gesundheit
und Krankheit immer systemisch sind.

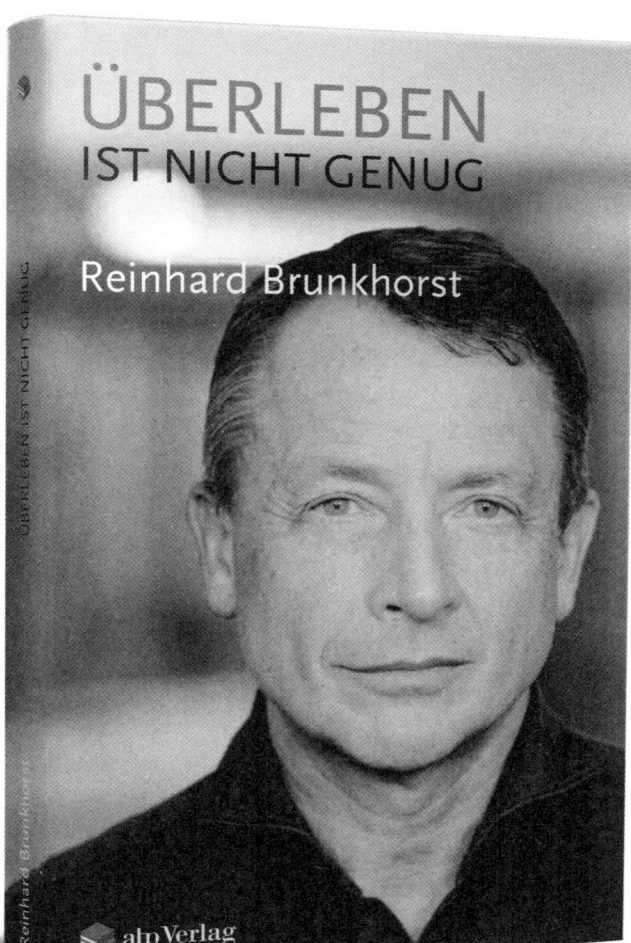

ÜBERLEBEN
IST NICHT GENUG

Reinhard Brunkhorst

alp Verlag

Reinhard Brunkhorst
Überleben ist nicht genug

Leben in all seinen Facetten ist ein
fragiles Gebilde. Wie verletzlich
die menschliche Existenz ist, erfahren wir spätestens angesichts
einer ernsthaften Krankheit.
In »Überleben ist nicht genug«
schildert der Mediziner Reinhard
Brunkhorst in zwölf Erzählungen
seine Erfahrungen als Internist
im Krankenhaus. Dabei gilt sein
Blick vor allem den komplexen
Beziehungen, die zwischen Patienten und Ärzten, Kranken und
Heilenden entstehen. Erlebnisse
aus seinem Medizinerleben, die
ihn bis heute nicht losgelassen
haben – spannend, bewegend und
sehr persönlich.

EUR 19,80

187 S., Hardcover, farbig
ISBN 978-3-943064-05-6

Jens Ulrich Rüffer

Gestern war ich
noch einer von Euch,
heute habe ich Krebs.

Ein Theaterstück

atp Verlag

Jens Ulrich Rüffer
Gestern war ich noch einer von Euch, heute habe ich Krebs.
Ein Theaterstück

Diagnose Krebs. Drei Frauen auf der Bühne geben ihren Gedanken und Empfindungen in einem Theaterstück Ausdruck. Sie alle eint diese Krankheit, die sie gleichzeitig aus dem gewohnten Leben ausschließt.

»Gestern war ich noch einer von Euch, heute habe ich Krebs.« kann Menschen nach der Diagnose Krebs zu neuen Sichtweisen verhelfen, den Prozess der Krankheitsverarbeitung begleiten und ihnen zeigen: Du bist nicht allein. Das kunstvoll gestaltete Buch verbindet den Wortlaut des Bühnenwerks und alle Regieanweisungen mit Fotos der Theateraufführung.

EUR 9,80

48 S., Hardcover, farbig
ISBN 978-3-943064-001

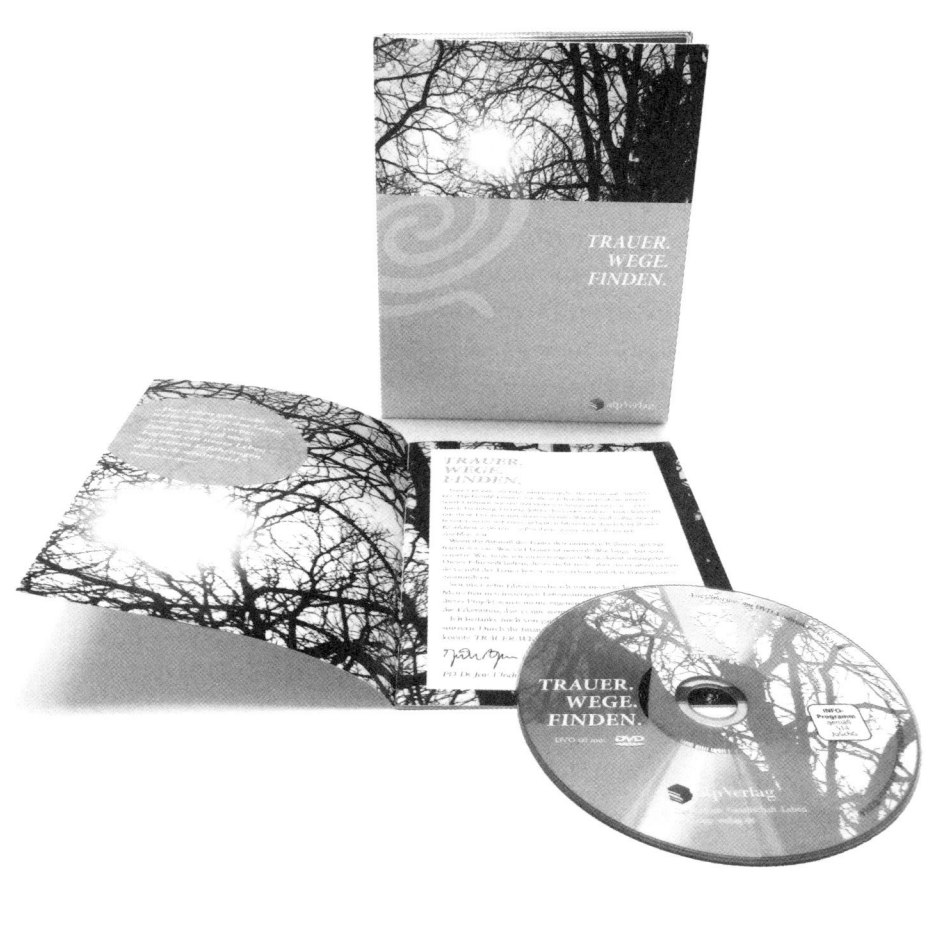

Julia Bossert
Trauer.Wege.Finden.

Die Wucht der Trauer trifft Menschen
häufig völlig unvorbereitet, selbst
dann, wenn der Verlust sich schon an-
gekündigt hat. Der Film »Trauer.
Wege.Finden.« gewährt Einblicke in
die Gedanken Trauernder – und bietet
Orientierungshilfen: Menschen mit
unterschiedlichen Erfahrungen erzählen, wie es ihnen gelingt, mit dem
Verlust eines nahen Angehörigen
umzugehen. Ergänzt werden diese
Berichte durch Interviews von Trauer-
Experten. Trauernde sollen ermu-
tigt werden, ihren ganz persönlichen
Weg bei der Verarbeitung ihres
Verlusts zu finden.

EUR 19,80

DVD-Set mit DVD (60 min)
und Broschüre, 16 S.
ISBN 978-3-943064-07-0